Anaesthesiology and Resuscitation
Anaesthesiologie und Wiederbelebung
Anesthésiologie et Réanimation

28

Editores
Prof. Dr. R. Frey, Mainz · Dr. F. Kern, St. Gallen
Prof. Dr. O. Mayrhofer, Wien

Hans Nolte

Die Wiederbelebung der Atmung

Beatmungsmethoden ohne Hilfsgerät
Wirksamkeit, Erlernbarkeit und physische Belastung

Mit 29 Abbildungen in 58 Einzeldarstellungen

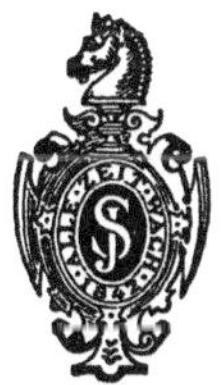

Springer-Verlag Berlin Heidelberg New York 1968

Privatdozent Dr. med. HANS NOLTE
Chefarzt des Institutes für Anaesthesiologie
Kreis- und Stadt-Krankenhaus Minden/Westf.

ISBN-13: 978-3-540-04044-6   e-ISBN-13: 978-3-642-99933-8
DOI: 10.1007/978-3-642-99933-8

Titel Nr. 7384

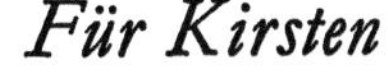

Für Kirsten

Danksagung

Ich danke dem Direktor des Physiologischen Instituts der Universität Mainz, Herrn Prof. Dr. Dr. G. Thews, und dem Direktor des Instituts für Medizinische Statistik und Dokumentation der Universität Mainz, Herrn Prof. Dr. Dr. S. Koller und seinem Mitarbeiter, Herrn Dr. J. Dudeck für die wertvolle Beratung und Unterstützung bei der Durchführung der Untersuchung.

Den Kollegen Dr. E. Neumann und Dr. Th. Flöter, den Anaesthesieschwestern Ruth Hoenicke und Ursula Schmehl und den Medizinischtechnischen Assistentinnen, Fräulein R. Bollwage und Frau H. Wetz danke ich für ihre bereitwillige und geduldige Assistenz.

Der Stiftung Volkswagen-Werk, der Deutschen Lebens-Rettungs-Gesellschaft, dem Deutschen Roten Kreuz und den entsprechenden Dienststellen der Bundeswehr danke ich für die freundliche Bereitstellung der erforderlichen Mittel und technischen Hilfe.

Dem Direktor des Instituts für Anaesthesiologie der Universität Mainz, Herrn Prof. Dr. R. Frey und seinen Mitarbeitern danke ich dafür, daß sie es mir ermöglichten, diese Untersuchung in den Räumen des Instituts und vor allem zeitlich durchführen zu können.

Minden, März 1968   H. Nolte

Geleitwort

Unter den lebensrettenden Sofortmaßnahmen kommt der Wiederbelebung durch künstliche Beatmung eine besondere Bedeutung zu. Kann infolge eines Unfallereignisses die spontane Atmung eines Menschen nicht mehr oder nur noch in unzureichendem Maße aufrechterhalten werden, dann führt der arterielle Sauerstoffmangel zunächst zu einem Funktionsausfall und dann zu einer irreparablen Schädigung der Zellen im Zentralnervensystem. Diesem Zelltod gilt es durch eine effektive künstliche Beatmung zuvorzukommen, wobei eine schnelle Normalisierung der arteriellen Blutgaswerte angestrebt werden muß.

In der vorliegenden Monographie wird zum ersten Mal der Versuch unternommen, die Effektivität der verschiedenen bekannten Wiederbelebungsverfahren für die Atmung unter streng wissenschaftlichen Kriterien zu beurteilen. Zwar wurden bereits früher Ventilationsgrößen und in einzelnen Fällen auch arterielle Blutgaswerte für die Beurteilung herangezogen, die Ergebnisse reichten aber nicht aus, um die oft polemisch geführte Auseinandersetzung um das beste Beatmungsverfahren zu entscheiden. Die Frage stellte sich mit besonderer Eindringlichkeit, als das Verfahren der Atemspende (Mund-zu-Mund-Beatmung oder Mund-zu-Nase-Beatmung) eingeführt wurde. Während diese Methode in der ärztlichen Praxis in steigendem Maße zur Anwendung gelangte, hielten einzelne Rettungsorganisationen noch an den bislang geübten manuellen Thorax-Druckverfahren fest.

Eine objektive Klärung der Frage nach der Leistungsfähigkeit der genannten Verfahren ist nur möglich, wenn während der Beatmung die arteriellen Blutgaswerte als entscheidende Beurteilungsgrößen unter möglichst praxisnahen und für alle Methoden gleichartigen Bedingungen fortlaufend ermittelt werden. Von dieser Konzeption ausgehend, hat der Verfasser die experimentellen Untersuchungen nach einem sorgfältig ausgearbeiteten Plan durchgeführt. Dabei zeigte sich, daß die arteriellen O_2-Drucke bei der Atemspende im Mittel höher liegen als bei der Anwendung der manuellen Verfahren (nach HOWARD-THOMSEN, SILVESTER-BROSCH oder HOLGER NIELSEN). Nach einer Periode des Atemstillstandes steigen außerdem O_2-Druck und O_2-Sättigung mit Einsetzen der Beatmung bei den erstgenannten Methoden schneller an, als das bei den Thorax-Druckverfahren der Fall ist. Der kritische Zeitraum der arteriellen Hypoxie kann also durch die Atemspende verkürzt werden. Besonders alarmierend ist jedoch der Befund, daß in Einzelfällen manueller Beatmung der arterielle O_2-Druck und die arterielle O_2-Sättigung nach einem anfänglichen geringen Anstieg wieder absinken, um schließlich diejenigen kritischen Werte zu unterschreiten, bei denen irreparable Schäden im Zentralnervensystem auftreten können. Trotz lege artis durchgeführter Beatmung würde in diesen Fällen der Tod während der „lebensrettenden Maßnahmen" eintreten. Die Ergebnisse der gesamten Untersuchung lassen nur den einen Schluß zu: Den Methoden der Atemspende (Mund-zu-Mund-Beatmung oder Mund-zu-Nase-Beatmung) ist vor den manuellen Verfahren der Vorzug zu geben.

Die Monographie ist allen denjenigen, die sich von Berufs wegen mit lebensrettenden Sofortmaßnahmen zu beschäftigen haben, besonders zu empfehlen. Dies gilt nicht nur für Ärzte und speziell für Anaesthesiologen sondern ebenso auch für die in Lebensrettungsorganisationen an verantwortlichen Stelle Tätigen. Eine übersichtliche Einführung erleichtert dem Nichtfachmann den Zugang zur Problematik der Beurteilung von Wiederbelebungsmaßnahmen.

Professor Dr. med. Dr. rer. nat. G. Thews

Direktor des Physiologischen Institutes
der Universität Mainz

Inhalt

I. Allgemeine Bedingungen für eine ideale Beatmungsmethode

Ein ideales Beatmungsverfahren für die Erste Hilfe sollte folgende Bedingungen erfüllen:

1. Freie Atemwege;
2. ausreichende Lungenventilation und wirksamer Gasaustausch (Effektivität);
3. jederzeit kontrollierbarer Beatmungseffekt;
4. Kombinierbarkeit mit äußerer Herzmassage;
5. Unschädlichkeit für den Beatmeten;
6. universelle und sofortige Anwendbarkeit;
7. Unabhängigkeit von Hilfsmitteln;
8. Laientauglichkeit;
   a) Zumutbarkeit für den Laienhelfer in ästhetischer und hygienischer Hinsicht;
   b) gute Lehrbarkeit, leichte Erlernbarkeit;
   c) geringer Energieaufwand für den Beatmer.

1. Freie Atemwege. Bei den vergleichenden Untersuchungen über die Wirksamkeit der verschiedenen Beatmungsmethoden wurde die grundlegende Bedeutung freier Atemwege erkannt, was zu einer Reihe von Untersuchungen über das Verhalten der oberen Luftwege bei verschiedenen Beatmungsmethoden führte. Untersuchungen mit Hilfe von Röntgenaufnahmen und anderen Methoden [3, 71, 110, 133, 134, 135] bewiesen sehr eindrucksvoll, daß es beim Tiefbewußtlosen mit nur wenigen Handgriffen möglich ist, für freie Atemwege zu sorgen. Die Untersucher konnten auch zeigen, daß einige dieser Manipulationen obligat sind, wenn man eine ausreichende Beatmung garantieren will.

Die folgende Übersicht erläutert das Wesentliche:

Die wichtigsten Maßnahmen zur Freihaltung der Atemwege (nach FREY) [48]

Falsch	Richtig
Kinn auf der Brust	Kopf in den Nacken überstrecken
Kissen unter dem Kopf	Kissen unter Schulter und Nacken
Unterkieferzahnreihe sinkt zurück	Unterkieferzahnreihe vorgezogen
Zungenzange, Sicherheitsnadel	Mundtubus

Weitere Maßnahmen :

   a) Esmarchscher und Kappelerscher Handgriff;
   b) oropharyngealer Tubus nach Guedel aus Hartgummi;
   c) nasopharyngealer Tubus, endotrachealer Tubus.

Der kleinste antero-posteriore Hypopharynxdurchmesser bei bewußten Personen mit mittlerer Kopfstellung beträgt nach Röntgenmessungen 4,5 bis 14 mm. Die Curarisierung derselben Versuchspersonen führte durch das Erschlaffen der weichen Gewebe und besonders durch das Zurückfallen der Zunge zu einer erheblichen Verminderung des Durchmessers, in den meisten Fällen sogar zu kompletter Verlegung der Luftwege [110]. Dabei war es gleich, ob sich der Patient in Rücken- oder Bauchlage befand, obwohl viele Autoren für das Freihalten der Atemwege gerade die Bauchlage für vorteilhaft hielten, da sie annahmen, daß hier die Zunge der Schwere folgend vorfiele und so die Atemwege freigäbe [5, 6, 112]. Die Aspirationsgefahr ist in Rückenlage zweifellos größer als in Bauchlage, die jedoch auch keinen sicheren Abfluß von Blut, Erbrochenem und Schleim gewährleistet. Außerdem ist in Bauchlage das Gesicht des Verunglückten nicht jederzeit sichtbar, so daß Erbrechen und Cyanose leicht übersehen werden können. Weiterhin ist die Mundhöhle schlecht zugänglich und eine Reinigung von Fremdkörpern ist daher sehr schwierig [148]. Um eine Aspiration zu vermeiden, sind allein die stabile Seitenlagerung (Abb. 1) und die manuelle Ausräumung der Mundhöhle (wenn keine

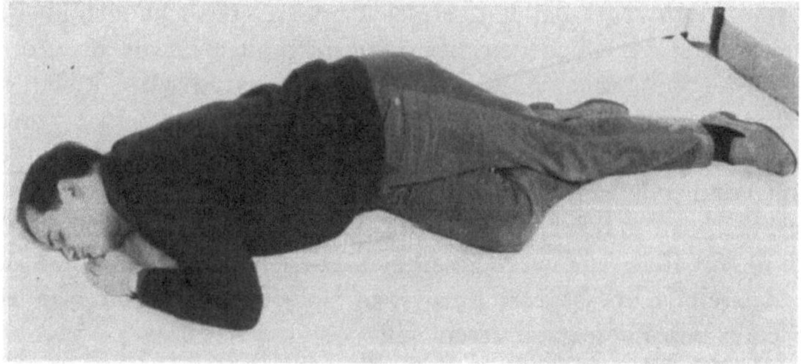

Abb. 1. Stabile Seitenlagerung (auch NATO-Lagerung genannt)

Absaugegeräte vorhanden sind) die geeigneten Maßnahmen. In dieser Position bildet der dem Boden zugewandte Mundwinkel den tiefsten Punkt des gesamten Tracheobronchialsystems, so daß Blut, Sekrete und Erbrochenes leicht abfließen können [78, 178, 183].

Wenn man von der Aspirationsgefahr absieht, ist allein die Stellung von Kopf und Unterkiefer entscheidend für die Freihaltung der Luftwege (Abb. 2–4). Verschiedene Kopf- und Kieferstellungen wurden auf ihren

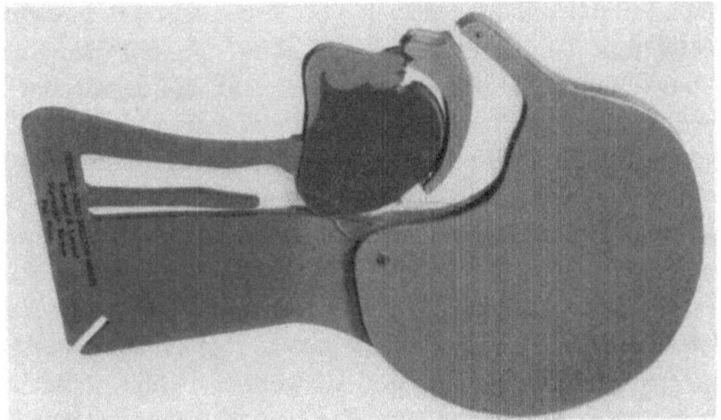

Abb. 2. Mittellage des Kopfes am Kopfschnittmodell

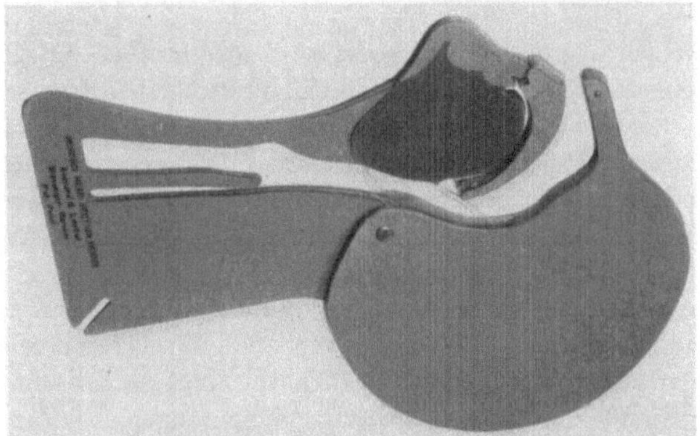

Abb. 3. Hyperextension des Kopfes am Kopfschnittmodell

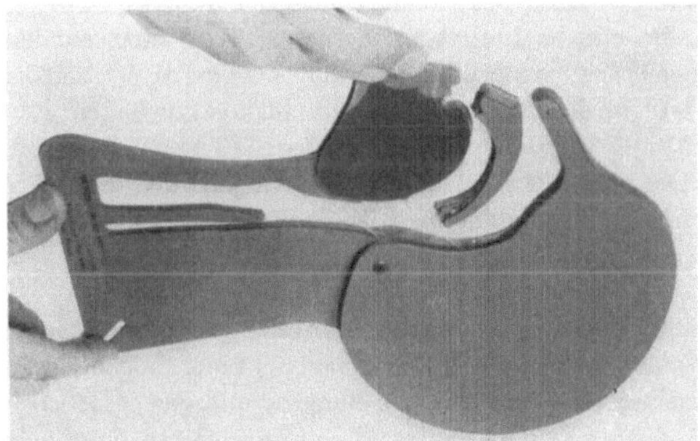

Abb. 4. Hyperextension des Kopfes und Vorziehen des Kinns am Kopfschnittmodell

1*

Einfluß auf den Hypopharynxdurchmesser untersucht. Den größten Einfluß hatte ein extremes Zurückbeugen des Kopfes (maximale Extension des Atlantooccipitalgelenkes) – ein Hypopharynxdurchmesser von 1–3 cm konnte allein dadurch nach Messungen von ASMUSSEN [3] gewährleistet werden. Eine weitere Verbesserung der Durchgängigkeit der Luftwege wurde durch Vorschieben des Unterkiefers erreicht (Esmarchscher Handgriff), was allerdings Laien einige Schwierigkeiten bereitet [21, 37, 130, 134]. Das Überstrecken des Kopfes in den Nacken und das Vorziehen des Unterkiefers bedeutet zwar eine Zunahme des extrathorakalen Totraumes im Mittel etwa um 40 ml [118], bei einer angemessenen Ventilation spielt das aber keine Rolle.

FREY charakterisiert das Problem folgendermaßen: *„Unabdingbare Voraussetzung jeder künstlichen Beatmung ist die sichere Freihaltung der Atemwege.* Und gerade hier werden die meisten und schwersten Fehler gemacht" und „Die Freihaltung der Atemwege des Tiefbewußtlosen ist eine Kunst, auf deren Lehren und Lernen mehr Zeit und Kraft verwendet werden sollte" [48].

Um die Freihaltung der Atemwege ist es bei allen manuellen Beatmungsmethoden schlecht bestellt. Sowohl die Schulterrolle bei SILVESTER und HOWARD-THOMSEN als auch die Reklination des Kopfes bei HOLGER NIELSEN können keine Durchgängigkeit der Luftwege garantieren. Nur an intubierten Personen können mit Sicherheit normale Blutgaswerte erreicht werden. ULMER konnte keine auch nur annähernd ausreichende Beatmung bei Nichtinturbierten erzielen [175].

Wegen der Schwierigkeit, bei Nichtintubierten die Luftwege freizuhalten, sind alle manuellen Methoden eigentlich Zwei-Mann-Methoden, wobei sich der zweite Helfer ausschließlich um Kopf- und Kieferstellung zu kümmern hätte – ein recht schwieriges Unterfangen, wenn man den Beatmer nicht in seinen Bewegungen hindern will. Hier liegt unbestreitbar einer der größten Vorzüge der Atemspende – der Beatmer ist nicht nur in der Lage, ganz allein die Luftwege jederzeit offenzuhalten, sondern muß auch sofort bemerken, wenn ein Verschluß eintritt, da es ihm dann unmöglich ist, Luft in die Lungen des Verunglückten zu blasen. Durch erhöhten Insufflationsdruck kann er einen partiellen Verschluß sogar noch überwinden. Die manuellen Verfahren versagen schon bei partiellem Verschluß. Das erreichte Atemvolumen ist dann sogar kleiner als der Totraum.

2. Ausreichende Lungenventilation und wirksamer Gasaustausch (Effektivität). Als Maßstab für die Wirksamkeit einer Beatmungsmethode gilt im allgemeinen das Verhalten der Blutgase und das geförderte Atemvolumen bzw. Atemminutenvolumen. Eine objektive experimentelle Überprüfung kann daher nur an normalen, gesunden Versuchspersonen, deren

Atemmuskulatur durch Curare oder ähnliche Substanzen völlig gelähmt ist, durchgeführt werden, da nur so eine Situation mit völligem Atemstillstand imitiert werden kann [150]. Probleme, die bei dieser Versuchsanordnung unberücksichtigt bleiben müssen, wie z. B. Lungenödem, Erbrechen, Krämpfe, haben eine Klärung in der Praxis gefunden. Die Untersuchungen an Curarisierten haben jedenfalls bisher die zuverlässigsten Ergebnisse gebracht. Frühere Experimente an Freiwilligen, die darauf trainiert waren, ihre Atmung willkürlich anzuhalten [56, 65, 95], sind dagegen unbrauchbar, da sich ein unbewußtes Mitatmen im Takt der Beatmung auch beim Geübtesten nicht vermeiden läßt [10]. So wurden zum Teil gewaltige Durchlüftungsgrößen von 2000 bis 3000 ccm pro Inspirium gemessen. Auch die Bestimmung des Beatmungsvolumens an wachen, normal atmenden Versuchspersonen nach der Formel:

Beatmungsvolumen = Gesamtvolumen – Spontanvolumen [88, 95]

ist mit so vielen Unsicherheitsfaktoren belastet, daß sie nicht als wissenschaftlich exakt angesehen werden kann. Das Gleiche gilt auch für Untersuchungen an durch Hyperventilation apnoischen, wachen oder narkotisierten Patienten [23, 62, 108, 181] und an lebenswarmen Leichen [12, 14, 62]. Daß Messungen an Intubierten [64, 65] für die Zwecke der Ersten Hilfe unbrauchbar sind, wurde schon oben erwähnt.

Es sollte daher weniger das geförderte Atemvolumen als vielmehr der Sauerstoffpartialdruck des Blutes als Kriterium für die Beurteilung einer Methode herangezogen werden. Ein Verfahren erfüllt nur dann die geforderten Bedingungen, wenn es in der Lage ist, über mindestens 10 min einen genügend hohen Sauerstoffpartialdruck aufrechtzuerhalten.

3. Jederzeit kontrollierbarer Beatmungseffekt. Bei keiner der manuellen Beatmungsmöglichkeiten kann man jederzeit sicher sein, ob auch wirklich Luft in die Lungen gelangt. Wenn man auch mit einem zweiten Helfer für freie Luftwege sorgen kann, so ist es doch immer noch fraglich, ob nicht ein tiefer sitzender Fremdkörper das Einströmen der Luft verhindert oder ob die Beatmungsmethode überhaupt effektvoll durchgeführt wird. Setzt man aber voraus, daß jeder Handgriff lege artis durchgeführt wird, so muß die Beatmung aber z. B. beim Emphysematiker völlig insuffizient sein, da hier der Thorax in maximaler Inspirationsstellung erstarrt ist und eine weitere passive Einatmung nicht möglich ist (besonders bei HOWARD-THOMSEN). Es kann nur eine Kompression und ein Zurückschnellen in die ursprünglich erhöhte Mittellage erreicht werden. Einen Emphysematiker kann man nur mit Überdruck beatmen [20, 32, 92, 124].

Bei den Methoden der Atemspende dagegen merkt der Beatmer sofort, ob er Luft einblasen kann oder nicht. Das Heben und Senken des Thorax und das hör- und fühlbare Ausströmen der Luft aus Mund und Nase sind weitere gute Kontrollmöglichkeiten für die Wirksamkeit jeder Insufflation. Auch das Wiedereinsetzen schwacher Spontanatmung kann sofort festgestellt werden. Die noch insuffiziente Eigenatmung kann durch synchrones Einblasen unterstützt werden und wird nicht etwa durch massiven Thoraxdruck im falschen Rhythmus gestört oder gar unterdrückt.

4. Kombinierbarkeit mit äußerer Herzmassage. Lange hatte man gehofft, bei einem Herzstillstand mit den manuellen Beatmungsmethoden wenigstens einen Notkreislauf herstellen zu können. Einige Autoren glaubten einen solchen Effekt auch experimentell nachweisen zu können [108, 109], genaue Untersuchungen [13,14] ergaben aber, daß lediglich ein Pendeln der Blutsäule erreicht wurde. Injizierte Farblösungen gelangten immer nur bis ins Kapillarsystem, ein echter Kreislauf wurde nicht zustandegebracht. BRUNS meinte aber, daß es durch die mechanischen Reize („Endokardmassage" der pendelnden Blutsäule, Thoraxkompression) über den Vagus und evtl. den Phrenicus in Analogie zum pulsus reflectorius zur reflektorischen Erregung des Herz- und Atemzentrums kommen könnte [14, 16]. Dieser Effekt ist jedoch sehr unwahrscheinlich, da bei Kreislaufstillstand durch die Anoxie die Erregbarkeit dieser Zentren sehr schnell schwindet.

Früher beschränkte man sich beim Herzstillstand auf den Versuch einer reflektorischen Erregung, wie z. B. Frottieren und Beklopfen der Herzgegend (KÖNIG-MAAS). Erst die Fortschritte der Thoraxchirurgie machten es möglich, unmittelbar am freigelegten Herzen eine Massage durchzuführen, eine Methode, die allerdings nur unter Operationsverhältnissen im Krankenhaus erfolgversprechend war. Für die Erste Hilfe brachte die Einführung und experimentelle Begründung der äußeren Herzmassage 1960 durch KOUVENHOVEN, JUDE und KNICKERBOCKER die entscheidende Wendung.

Für den allgemeinen Laiengebrauch ist die äußere Herzwiederbelebung allerdings nicht uneingeschränkt zu empfehlen. Ohne die vorherige genaue Feststellung eines „akuten Kreislaufstillstandes" an klinischen Symptomen wie plötzlicher Bewußtseinsverlust, weite reaktionslose Pupillen, Blässe, fehlender Carotispuls und nicht meßbarer Blutdruck kann ein zu robustes Vorgehen mehr Schaden als Nutzen bringen. Bei unsachgemäßer Anwendung sind Rippenfrakturen, Leber-, Milz- und sogar Herzrupturen beobachtet worden. Die Methode muß also Ärzten und besonders ausgebildetem Hilfspersonal vorbehalten bleiben [78, 166]. Bei richtiger Durchführung muß ein Carotispuls tastbar und die Konstriktion der Pupillen feststellbar sein. Ein Blutdruck von mindestens 80 mmHg sollte erzielt werden.

Die Atemspende ist die geeignetste Beatmungsmethode, die mit äußerer Herzmassage kombiniert werden kann. Sind zwei Helfer vorhanden, wird mit einigen tiefen Insufflationen begonnen und dann wechselweise mit einer Beatmung und fünf Herzkompressionen (oder 2 Beatmungen und 10 Herzkompressionen) fortgefahren. Während der Insufflationen muß natürlich die Massage kurz unterbrochen werden, um die Einatmung nicht zu behindern. Ist nur ein Helfer vorhanden, so beginnt er mit fünf tiefen Insufflationen, führt dann 15 Herzkompressionen aus, um dann wieder dreimal die Lungen kräftig zu ventilieren usf. [1]. Niemals darf die Beatmung wegen der Herzmassage ganz abgebrochen werden: Beatmung allein wiederbelebt wahrscheinlicher als Herzmassage allein! [33, 83].

Von den manuellen Beatmungsmethoden können prinzipiell natürlich nur die in Rückenlage mit einer Herzmassage kombiniert werden. GORDON gibt als Ausweichmöglichkeit, wenn eine Mund-zu-Mund-Beatmung nicht anwendbar ist, eine kombinierte Silvester-Herz-Lungen-Wiederbelebung an [60]. Dabei werden die Arme des Verunglückten an den Handgelenken ergriffen, tief herumgezogen, und bei der Ausatmung werden die Hände auf dem Brustbein übereinandergelegt und es wird 4–5 mal eine rhythmische Kompression ausgeübt. In ähnlicher Weise kombinierte REUSCH eine Herzmassage mit der Howard-Thomsen-Methode.

Es wurde auch untersucht [60, 101, 150], ob die Thoraxkompression bei der äußeren Herzmassage allein eine Lungenventilation bewirkt. Es stellte sich dabei heraus, daß die so erzielten Ventilationsgrößen unter oder nur wenig über dem Totraumvolumen lagen (0 bis 200 ml). Eine mögliche Ursache hierfür ist das Kollabieren der Bronchiolen und Alveolen bei der Unterbrechung des Lungenkreislaufes und der dadurch erhöhte Atemwiderstand; außerdem vermindert der Druck auf den Thorax die Ventilationskapazität [156].

5. Unschädlichkeit für den Beatmeten. Die manuellen Methoden sind alle mehr oder weniger mit einem recht robusten Vorgehen verbunden. So sind Rippenfrakturen und Leberrupturen bei Silvester und bei Howard-Thomsen Oberarmbrüche und Luxationen möglich. Bei der Holger Nielsen-Methode sind Schürfverletzungen des Gesichtes am häufigsten, bedingt durch ein zu hohes Anheben der Arme bei der Inspiration, zu verzeichnen. Bei allen drei Methoden ist außerdem eine Schädigung des blutüberfüllten rechten Herzens und der Leber durch die starke Thoraxkompression möglich.

Die Atemspende kann bei zu hohen Beatmungsdrucken zur Lungenruptur führen. Diese Komplikation kommt allerdings nur bei Neugeborenen und Kindern sowie bei alten Patienten mit Elastizitätsverlust der Lungen in Betracht. Bei Kindern sollen daher nur kleine Luftvolumina insuffliert werden. Beim Neugeborenen genügt es, den Luftinhalt des Mundes einzublasen – mit geringeren Drucken und höherer Frequenz als beim Erwachsenen.

Wichtig ist noch daß bei den direkten Methoden eine Magenblähung beim Patienten auftreten kann. Es wird daher vorgeschlagen, wenn möglich mit einer Hand leicht auf das Epigastrium zu drücken [25, 63]. Bei Erwachsenen fand SAFAR nie mehr als 1900 ccm Luft im Magen, die symptomlos vertragen wurden [140]. Ein Erbrechen mit Aspirationsgefahr ist aber trotzdem zu befürchten. Diese Komplikation läßt sich am leichtesten durch richtige Kopf- und Kieferhaltung (inkorrekte Lage des Zungengrundes bei Exspiration läßt die Luft den Weg des geringsten Widerstandes in den Oesophagus nehmen) und eine nicht zu brüske Drucksteigerung (nach ELAM und RUBEN nicht über 20 cm H_2O) beim Einblasen vermeiden [34, 71, 131, 132, 137]. Da das richtige Vorziehen des Unterkiefers und das Niedrighalten des Insufflationsdruckes Laien erfahrungsgemäß Schwierigkeiten bereitet, ist die Technik der Mund-zu-Nase-Beatmung zu bevorzugen: 1. Hyperextension des Kopfes und Schließen des Mundes reichen meist aus, die Luftwege freizuhalten; 2. die Nase wirkt wie ein Reduzierventil – der Druckabfall ist hier wesentlich größer als durch den Mund [37, 82, 107, 114, 131, 132, 137, 166].

Auch eine Infektion des Beatmeten durch den Helfer ist möglich – CHAMPNEYS berichtet von 12 Infektionen bei Neugeborenen nach direkter Beatmung mit dem Mund durch eine tuberkulöse Hebamme [24]. Die Furcht vor Infektion sollte aber im Notfalle keine Rolle spielen.

Bezeichnenderweise wird meist nur die Ansteckungsgefahr für den Beatmer als Argument gegen die Atemspende angeführt [58, 166]!

6. Universelle und sofortige Anwendbarkeit. Eine Beatmungsmethode der Ersten Hilfe muß im Ernstfalle von jedem Laien sofort begonnen werden können! Die Sauerstoffreserven des Körpers reichen beim Gesunden höchstens für 3 min aus. – Wird innerhalb dieser Zeit nichts gegen die drohende Anoxie getan, so bleiben, wenn eine Wiederbelebung überhaupt noch möglich ist, Dauerschäden zurück. Die Wiederbelebungszeit des Gesamtorganismus nach Kreislaufstillstand beträgt höchstens 4–5 min. Der begrenzende Faktor ist das Herz, das durch die Asphyxie so insuffizient wird, daß es den erforderlichen Blutdruck zur Erholung der lebenswichtigen Zentren nicht mehr aufbringen kann. Die Wiederbelebungszeit des Herzens selbst ist wesentlich länger (20–30 min). Mit der Herzmassage kann die Wiederbelebungszeit des Gesamtorganismus auf 8–10 min (= Wiederbelebungszeit des Gehirns) verlängert werden [126, 158]. Unterkühlung oder ein geringer Restkreislauf verlängern die Wiederbelebungszeit wesentlich [80, 83, 180]. Daraus ergibt sich, und so lehrt es auch die Praxis, daß Wiederbelebungsmaßnahmen nicht nur sofort begonnen werden müssen, sondern daß sie auch noch nach längerer Zeit Erfolge zeigen können.

Prinzipiell sind alle zur Diskussion stehenden Beatmungsmethoden sofort anwendbar. Für die manuellen Methoden gilt das aber nicht uneingeschränkt. Eine Lagerung des Verunglückten auf eine feste Unterlage ist hier auf jeden Fall nötig, damit gehen kostbare Sekunden verloren. Bei Verletzungen des Brustkorbes und der oberen Extremitäten sind sie nicht anwendbar.

Auch hier zeigt die Atemspende ihre deutliche Überlegenheit – sie ist selbst unter schwierigen äußeren Umständen anwendbar. Eine spezielle Lagerung ist nicht erforderlich. Die Beatmung kann z. B. schon im flachen Wasser, bei Elektrounfällen direkt am Hochspannungsmast und bei Verschütteten sofort angewandt werden [74, 81, 82, 178, 188]. Die einzige Bedingung ist nur, daß der Kopf des Verunglückten erreichbar ist. Auch bei Krämpfen Bewußtloser und während des Transportes kann die Atemspende mit Erfolg praktiziert werden [38, 40].

Eine Einschränkung muß allerdings gemacht werden: bei Kontaktgiften ist die direkte Beatmung wegen der Gefährdung des Beatmers nur bedingt anwendbar. Bei Trümmerverletzungen des Gesichtsschädels mit Luftwegsobstruktion und Aspiration ist keine der apparatelosen Beatmungsmethoden geeignet, hier kann nur nach Intubation oder Tracheotomie etwas erreicht werden.

7. Unabhängigkeit von Hilfsmitteln. Jedes, auch das kleinste und einfachste apparative Hilfsmittel macht eine Beatmungsmethode für den Laien in der Ersten Hilfe unbrauchbar, denn im Ernstfalle ist es bestimmt nicht sofort griffbereit. Das wird besonders deutlich, wenn man bedenkt, daß ca. zwei Drittel aller Erste-Hilfe-Maßnahmen durch Beatmung von Laien geleistet werden [37].

Diese Bedingung erfüllen die besprochenen Methoden im Prinzip. Ein Schulterpolster ist fast immer sofort zur Hand (Decke, Jacke etc.).

Die einzigen „Geräte" für eine schnelle Rettung ohne Zeitverlust sind der eigene Mund und die eigenen Hände. Das direkte Einblasen von Luft in die Nase oder den Mund des Verunglückten bedarf keinerlei apparativer Hilfsmittel. Es erscheint paradox, ausgerechnet bei der Atemspende Geräte anwenden zu wollen, wie sie von vielen Autoren ihrer Einfachheit und der geringeren Infektionsgefahr wegen empfohlen werden [9, 10, 25, 31, 34, 35, 146, 152]. Erfahrungsgemäß macht aber schon das Erlernen relativ einfacher Manipulationen, wie z. B. das Einführen eines Pharyngealtubus, selbst Ärzten Schwierigkeiten [22] – unsachgemäßes Einführen kann leicht Erbrechen auslösen (Aspirationsgefahr!). Untersuchungen, die Gegenteiliges beweisen, wurden unter Operationssaalbedingungen (Atropinvorbereitung, relaxierte und narkotisierte Patienten mit leerem Magen) durchgeführt und besitzen daher für die Erste Hilfe keine Aussagekraft [32, 37].

Daher müssen Tubus, Maske und Atembeutel dem Arzt und besonders ausgebildetem Berufshelfer vorbehalten bleiben [57, 82]. Auf das Anwendungsgebiet besonderer Apparate für spezielle Wiederbelebungsprobleme (z. B. Ororesutator in verseuchter Atmosphäre) sei hier nur hingewiesen [28, 74].

8. Laientauglichkeit. Von der Praxis aus gesehen verdient die Anwendbarkeit der einzelnen Methoden durch Laien ganz besondere Aufmerksamkeit. Die effektivste Beatmungsmethode nützt nichts, wenn der Laie nicht bereit ist, sie jederzeit anzuwenden, wenn nur besonders geübte Helfer in der Lage sind, sie richtig durchzuführen, oder wenn sie so anstrengend ist, daß auch die Kräftigsten sie nur für einige Zeit durchhalten können.

a) Zumutbarkeit für den Laienhelfer in ästhetischer und hygienischer Hinsicht. Der am häufigsten vorgebrachte Einwand gegen die direkten Beatmungsmethoden ist die Scheu des Laien vor intimem Kontakt mit einem Scheintoten. Daß das Ekelgefühl aber nicht unüberwindlich ist, haben die praktischen Erfahrungen gezeigt [39, 163]. – Die psychische Belastung des Ersthelfers bei einem Unfall läßt ästhetische Bedenken meist gar nicht erst aufkommen.

Auf die Infektionsgefahr, die auch häufig als Hinderungsgrund für die Atemspende angegeben wird, wurde schon hingewiesen.

Zur Minderung des subjektiven Ekelgefühls und der Furcht vor Ansteckung wird das Abdecken von Mund und Nase des Bewußtlosen mit einem Taschentuch empfohlen. Dabei erhöht sich der Atemwiderstand nur unerheblich.

b) Gute Lehrbarkeit, leichte Erlernbarkeit. GORDON und KARPOVICH untersuchten 1951 die pädagogischen Probleme der in den USA gebräuchlichsten manuellen Methoden mit dem Ergebnis, daß alle Verfahren ungefähr gleich gut zu lehren waren; ein Überblick über die physiologischen Verhältnisse und eine kurze Demonstration genügten meist. Schon nach einer Woche aber war ein deutlicher Schwund der Kenntnisse zu verzeichnen. Die Methode nach SCHÄFER konnte noch von den meisten korrekt durchgeführt werden, Holger Nielsen wurde von der Mehrzahl noch richtiger durchgeführt als Silvester, und am stärksten waren die Beatmungsverfahren nach Emerson in Vergessenheit geraten [67, 68, 90]. Im Gegensatz zu den manuellen Methoden waren das Erlernen und Üben der Atemspende anfänglich aus hygienischen Gründen problematisch. Lagerung, Kopf- und Kieferhaltung konnten gegenseitig geübt werden. Zum Erlernen der richtigen Insufflationstechnik beschränkte man sich meist auf Demonstrationen. Das Üben selbst war nur unter Familienangehörigen und für spezielle Zwecke an Narkotisierten möglich. Die Verwendung von Hilfsmitteln, wie z. B. Orotubus mit Übungszubehör, hat sich als nicht zweckmäßig erwiesen, da der Laienhelfer ja ohne Gerät auskommen soll.

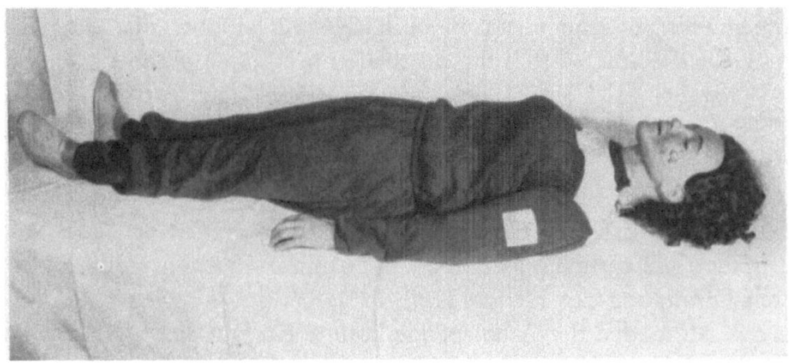

Abb. 5. Resusci-Anne nach Laerdal und Lind (Norwegen)

Am einfachsten ist das Erlernen der Atemspende (und der äußeren Herzmassage) an Übungsphantomen wie der Resusci-Anne (Abb. 5) und dem Ambu-Phantom (Abb. 6). – Zur Demonstration der anatomischen Verhältnisse der oberen Luftwege wird das Kopfschnittmodell verwandt – die Korrelation von Kopf- und Unterkieferstellung zur Durchgängigkeit der Luftwege kann sehr eindrucksvoll dargestellt werden (Abb. 2–4).

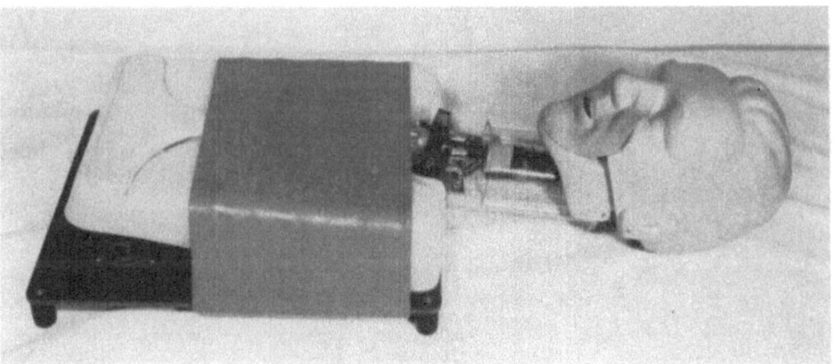

Abb. 6. Ambu-Phantom nach Ruben und Hesse (Dänemark)

Erfahrungen von DAM und RUBEN zeigten, daß Retter, die nur am Phantom ausgebildet wurden, einen Patienten sofort richtig beatmen konnten [26, 27, 137]. Daß Demonstrationen oder Sehen eines Lehrfilmes allein (z. B. im Fernsehen) zum Erlernen der Atemspende genügen, bewiesen LIND und SKOGH [104, 163]. In Erste-Hilfe-Kursen darf keinesfalls auf das Üben – besonders der Kopf- und Kieferhaltung – am Phantom verzichtet werden.

c) Geringer Energieaufwand für den Beatmer. Im Ernstfall spielen Anstrengung und Unbequemlichkeit bei der Beatmung zwar keine überragende Rolle, wenn aber mehrere gleich gute Methoden zur Auswahl stehen, dann soll natürlich die am wenigsten anstrengende bevorzugt werden.

Untersuchungen von Gordon und Karpovich über die körperliche Belastung der Beatmer durch die manuellen Methoden ergaben, gemessen am O_2-Verbrauch, in allen Fällen (außer Emerson) noch vertretbare Werte [66, 67, 89]. – Versuche von Ulmer ergaben Entsprechendes: Der O_2-Verbrauch war bei Thomsen am geringsten, Holger Nielsen und Silvester unterschieden sich nicht untereinander. Bei diesen Messungen muß beachtet werden, daß der Energieverbrauch aber größer ist als aus dem O_2-Verbrauch ersichtlich, denn die ungewohnte Haltung führt zu einer stärkeren Ermüdung des Helfers [180, 181].

Bei den Methoden der Atemspende konnte Elam bei den Helfern auch nach einstündiger Beatmung keine wesentlichen Ermüdungserscheinungen feststellen. Auch Ungeübte gewöhnten sich schnell an die spezifischen Anstrengungen der Mund-zu-Mund-Beatmung [37].

II. Die gegenwärtige Problematik der Lehre und Ausbildung in der Wiederbelebung

Die durch die zunehmende Industrialisierung von Jahr zu Jahr ansteigende Zahl lebensbedrohlicher Zwischenfälle im Straßenverkehr, am Arbeitsplatz oder im Haushalt verlangt mehr denn je nach einer einheitlichen Lehre für die auch vom Laien durchzuführenden lebensrettenden Sofortmaßnahmen [1]. Hierbei nimmt die Wiederbelebung der Atmung einen entscheidenden Platz ein.

Der lobenswerte Einsatz aller deutschen Rettungsorganisationen im Bezug auf die Breitenausbildung der Laienbevölkerung leidet jedoch unter den für jede Organisation verschieden aufgebauten Lehrplänen. Während bis vor einem Zeitraum, der etwa 15 Jahre zurückliegt, für die Wiederbelebung der Atmung nur die manuellen „Thorax-Druckverfahren" gelehrt wurden, brachte die Einführung der Atemspende, zuerst in den USA und Skandinavien, erhebliche Verwirrung. Während die Rettungsorganisationen besonders in Deutschland unter Berufung auf jahrzehntelange, erfolgreiche Erfahrungen an den manuellen Methoden festhielten, wurde von ärztlicher und hier besonders anaesthesiologischer Seite die Einführung der Atemspende gefordert, zumal wissenschaftliche Ergebnisse über ihren ausgezeichneten Effekt vorgelegt werden konnten.

Aus der nun entstandenen Verwirrung und Uneinigkeit über den Effekt der verschiedenen Beatmungsmethoden resultierten in den letzten Jahren Diskussionen, die teilweise in öffentliche Polemiken ausarteten. Als Folge hiervon entstand bei den Rettungsorganisationen eine Unsicherheit, die sich zeitweilig nachteilig und lähmend auf die so wichtige Breitenausbildung auswirkte.

Eine selbstverständliche Folge dieses Umstandes war, daß eine Reihe wissenschaftlicher Untersuchungen über den Effekt der einzelnen Beatmungsmethoden Klarheit zu bringen versuchte. Hier seien besonders die eingehenden Versuche erwähnt, die von SAFAR [140, 141, 142, 143, 146], ELAM [34, 35, 36, 39, 40], POULSEN [122, 123], ULMER [175, 176, 177], GORDON [60, 61, 62, 65], RUBEN [130, 131, 132, 135], DOBKIN [32, 33], FREY [48, 50, 51, 54] u. a. durchgeführt wurden.

Bei fast allen diesen Arbeiten wurde jedoch in erster Linie Wert auf reine respiratorische Volumenmessungen gelegt, die sich auf das Atemzug- bzw. Atemminutenvolumen bezogen. Da man bei gesteigerten Beatmungsfrequenzen zwar das Minutenvolumen erhöhen kann, jedoch auf Grund einer vergrößerten Totraumventilation die alveoläre Ventilation wenig beeinflußt, liegt hier ein wesentlicher Unsicherheitsfaktor. In einigen Fällen wurden auch Blutgasanalysen durchgeführt. Bei letzteren Untersuchungen waren die Versuchspersonen jedoch entweder intubiert, oder es war mit anderen Methoden für freie Atemwege gesorgt worden. Bei keiner der bekannten Untersuchungen waren gleichzeitig alle zur Diskussion stehenden Beatmungsmethoden unter gleichen Bedingungen untersucht worden.

Es erschien daher dringend notwendig, zumindest die 5 z. Z. in Deutschland gelehrten Wiederbelebungsmethoden der Atmung unter gleichen Bedingungen an den gleichen Versuchspersonen so zu untersuchen, daß eine objektive Bewertung des ventilatorischen Effektes möglich ist.

Da die Veränderungen der Blutgaswerte eine Beurteilung der Lungenfunktion am besten zulassen, sollen sie in der folgenden Untersuchung als Maßstab gelten. Die Beatnwortung von 2 Fragen kann darüber Aufschluß geben, ob und inwieweit sich die Effektivität der einzelnen Beatmungsmethoden voneinander unterscheidet:

1. Bestehen bei der Beatmung mit den verschiedenen Methoden deutliche Unterschiede der Blutgaswerte?

2. Welche Streuung der Blutgaswerte besteht zwischen den einzelnen Versuchspersonen in Abhängigkeit von der Beatmungsdauer?

Jede Beatmungsmethode muß außerdem, ehe sie zur allgemeinen Anwendung empfohlen werden kann, auf ihre Laientauglichkeit geprüft werden. Das heißt, eine Beatmungsmethode in der Ersten Hilfe muß folgende Bedingungen erfüllen:

1. Der Laienhelfer muß bereit sein, sie ohne Zögern im Ernstfalle anzuwenden.

2. Sie muß gut lehrbar und leicht erlernbar sein.

3. Sie muß auch bei Dauerbeatmung zu einer möglichst geringen körperlichen Belastung des Helfers führen.

Es wurde daher versucht, statistisch gesicherte Unterschiede zwischen den einzelnen Beatmungsmethoden in bezug auf ihre Erlernbarkeit durch den Laien und die physische Belastung des Beatmers zu finden. Weiterhin sollte festgestellt werden, welches der Verfahren im Katastrophenfalle spontan angewandt wird.

III. Die zu untersuchenden Methoden der Wiederbelebung der Atmung ohne Hilfsgerät

Für die Untersuchungen wurden 5 Methoden ausgewählt: 1. Die Mund-zu-Nase-Methode, 2. die Mund-zu-Mund-Methode, 3. die Methode nach Holger Nielsen, 4. die Methode nach Howard-Thomsen und 5. die Methode nach Silvester-Brosch. Es stehen sich also 2 sogenannte direkte Methoden, die auch zusammengefaßt als Atemspende bekannt sind und 3 indirekte Methoden, die als Armzug-Thoraxdruck-Verfahren bezeichnet werden, zum Vergleich gegenüber.

Alle 5 Methoden werden noch heute nach den Lehrplänen der deutschen Rettungsgesellschaften und samaritanen Verbände befürwortet und in der Laienausbildung gelehrt. Da in den vergangenen Jahren damit polemisiert wurde, daß ein einzelner nicht alle Methoden gleich gut durchführen könne, erschien es angebracht, für die jeweilige Methode einen Beatmer zu finden, der nach Meinung der betreffenden Rettungsgesellschaft für die entsprechende Methode besonders geeignet sei. Das bedeutet, daß nur erfahrene Ausbilder oder Ärzte auf Vorschlag der Rettungsorganisationen die Beatmung ihrer speziellen Methode durchführten.

Jede Beatmung mit der Methode nach Howard-Thomsen wurde daher vom Präsidialarzt der Deutschen Lebensrettungsgesellschaft durchgeführt. Die Beatmungen nach Silvester-Brosch und Holger Nielsen übernahm ein Ausbilder des Deutschen Roten Kreuzes, der über langjährige Lehrpraxis verfügte. Die beiden Methoden der Atemspende wurden vom Untersucher selbst ausgeführt.

Da bei der technischen Durchführung der verschiedenen Beatmungsmethoden kleine – wenn auch unwichtige – Unterschiede bestehen, werden im Folgenden die 5 Beatmungsverfahren, wie sie während der Experimente durchgeführt wurden, erläutert.

A. Die Atemspende

Unter der Bezeichnung Atemspende werden alle die Methoden der Wiederbelebung der Atmung zusammengefaßt, bei denen die Exspirationsluft des Retters in die Lungen des zu Beatmenden eingeblasen wird. Im amerikanischen Schrifttum findet sich hierfür die etwas präzisere Formulierung „exhaled air-methods".

Beschreibung über Versuche der Wiederbelebung mit der Atemspende sind alt und gehen bis in die historische Frühzeit zurück. Es findet sich eine Beschreibung im Alten Testament in „Das zweite Buch von den Königen" (4, 32–35), wo der Prophet Elisa einen scheintoten Knaben durch die Mund-zu-Mund-Beatmung zum Leben erweckt. Während die Atemspende in den vergangenen Jahrhunderten immer wieder beschrieben worden ist, so blieb sie doch in ihrer praktischen Anwendung in nur wenigen Fällen auf die Wiederbelebung von asphyktischen Neugeborenen begrenzt. Erst zwischen 1954 und 1956 wurde die Atemspende von amerikanischen und skandinavischen Anaesthesiologen auf ihre Effektivität an curarisierten Patienten untersucht ELAM [35], SAFAR [140], GREENE [69], GORDON [61] und RUBEN [132]. Die Ergebnisse zeigten, daß mit dieser Methode eine Wiederbelebung der Atmung möglich ist. Die O_2- und CO_2-Partialdrucke lagen auch bei längerer Beatmung im Normbereich.

1. Die Mund-zu-Nase-Beatmung (Abb. 7)

Sie wird am auf dem Rücken liegenden Patienten durchgeführt. Nach Freimachen der oberen Luftwege durch extreme Reklination des Kopfes in den Nacken kniet der Beatmer neben dem Opfer in Kopfhöhe. Die eine Hand liegt flach auf der Stirnhaargrenze und fixiert den Kopf in Reklinationsstellung. Die andere Hand zieht den Unterkiefer vor und drückt mit dem Daumen die Unterlippe gegen die Oberlippe, um den Mund fest zu verschließen, damit keine Luft nach außen entweicht. Nach einer tiefen Inspiration umschließt der Helfer die Nase des Opfers mit seinem Mund völlig luftdicht und insuffliert mit seiner Exspirationsluft die Lungen des

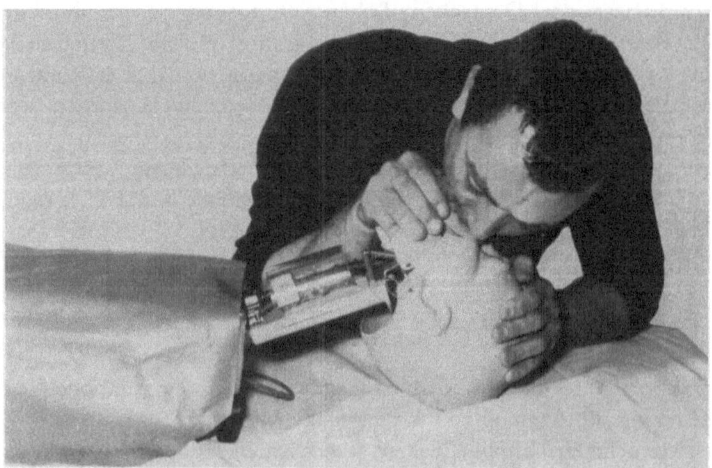

Abb. 7a. Mund-zu-Nase-Beatmung. Insufflation

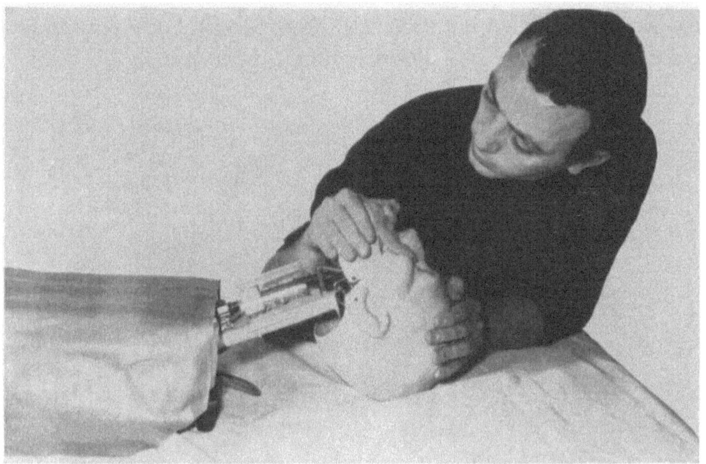

Abb. 7b. Mund-zu-Nase-Beatmung. Exsufflation

Asphyktischen. Jetzt wird die Nasenpassage freigegeben, so daß die Exspiration passiv erfolgen kann. In dieser Zeit atmet der Retter erneut ein und beginnt mit der nächsten Insufflation. Die Beatmungsfrequenz beträgt 12/min. Da die Insufflation der Lungen etwa 1,5 sec in Anspruch nimmt, verbleiben für die Exspiration 3,5 sec, was einem normalen Atemzeitverhältnis entspricht.

2. Die Mund-zu-Mund-Beatmung (Abb. 8)

Während das Freimachen der oberen Luftwege in gleicher Weise wie bei der Mund-zu-Nase-Beatmung erreicht wird, verschließt der Retter jetzt nicht den Mund des Opfers, sondern öffnet ihn 1–1,5 cm bei gleichzeitigem Vorziehen des Unterkiefers. Die Hand bleibt dabei am Kinn liegen, um eine ausreichende Fixation des Kiefers zu garantieren. Die andere Hand liegt wiederum an der Stirnhaargrenze und hält den Kopf in Reklinationsstellung. Jetzt umschließt der Helfer den Mund mit seinen Lippen und exspiriert. Dabei muß die Nase des Opfers durch die Wange des Beatmers dicht verschlossen werden, um ein Entweichen von Luft während der Inspiration zu verhindern. Für die Exspiration des Opfers werden Mund und Nase freigegeben, um den exspiratorischen Widerstand so niedrig wie möglich zu halten. Die Beatmungsfrequenz und das Atemzeitverhältnis sind, wie bei der Mund-zu-Nase-Beatmung unverändert.

Neugeborene, Säuglinge und Kleinkinder werden durch die Nase und den Mund gleichzeitig beatmet, da eine differenzierte Beatmung wegen der anatomischen Größenverhältnisse nicht möglich ist. Die Atemfrequenz muß altersentsprechend auf 20–40/min erhöht werden.

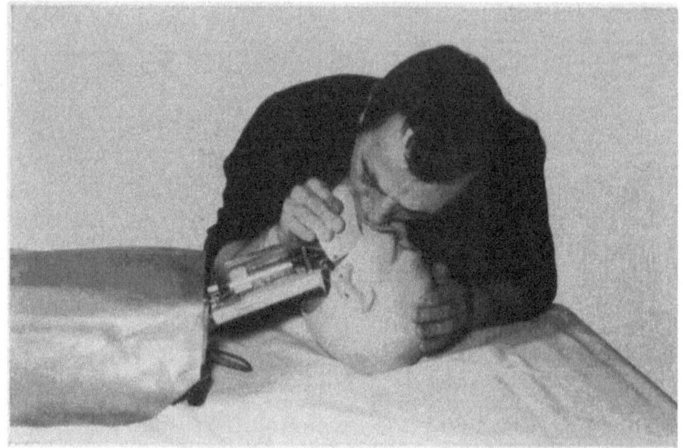

a

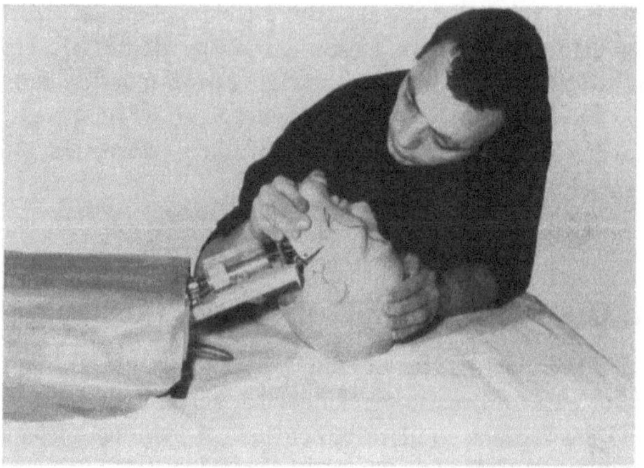

b

Abb. 8a–b. Mund-zu-Mund-Beatmung. a Insufflation, b Exsufflation

Die Insufflationsdrucke sollten bei der Beatmung nach den Methoden der Atemspende so niedrig gehalten werden, daß eine zu forcierte Insufflation nicht zu Lufteintritt in den Oesophagus und den Magen führen kann. Die Folge ist dann unter Umständen eine Regurgitation von Mageninhalt, der durch Aspiration in die Lungen den Effekt der Beatmung nicht nur beeinträchtigen, sondern auch unmöglich machen kann.

B. Die Methode nach Howard-Thomsen (Abb. 9)

Es handelt sich bei dieser Methode um ein Thorax-Druckverfahren in Rückenlage. Sie wurde 1871 von HOWARD beschrieben und 1934 von THOMSEN [172] modifiziert. Die bei der vorliegenden Untersuchung angewendete Beatmung wurde von REUSCH nochmals verändert, sie ist jedoch nicht publiziert worden. Da die Beatmung bei den Versuchen von REUSCH selbst durchgeführt wurde, entschieden wir uns für diese Modifikation.

Die Howard-Thomsen-Reusch-Methode wird in Mitteleuropa von der Deutschen Lebensrettungsgesellschaft (D.L.R.G.) als Methode der Wahl zur Wiederbelebung Ertrunkener propagiert.

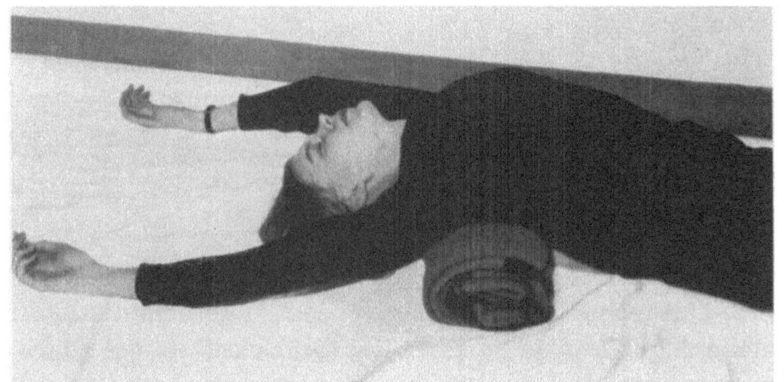

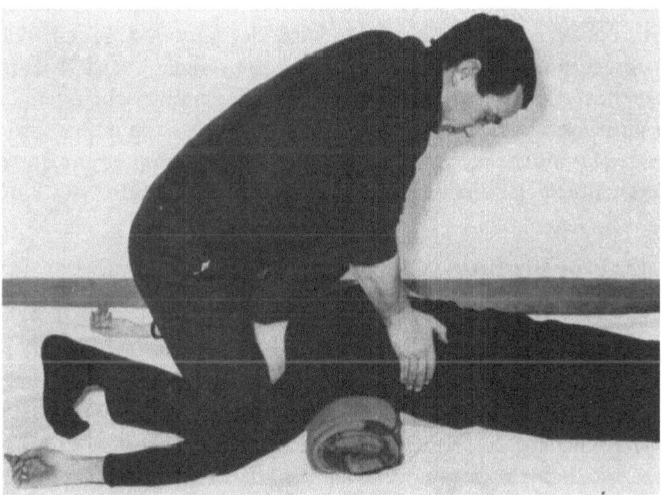

Abb. 9a–b. Methode nach Howard-Thomson. a Lagerung, b Ausatmung

2*

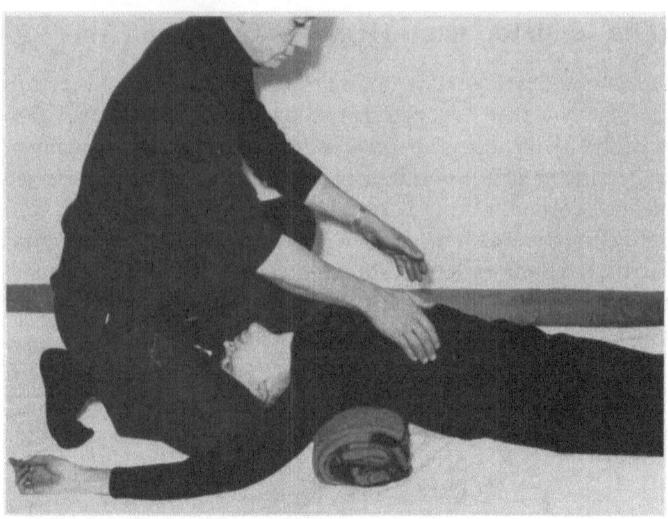

Abb. 9 c. Methode nach Howard-Thomson. Einatmung

Die Schultern des auf dem Rücken liegenden Opfers werden durch ein Polster soweit angehoben, daß der Kopf in Reklinationsstellung überstreckt wird. Der rechte Arm wird weit über Schulterhöhe hinaus abduziert, während der linke Arm zwischen den Oberschenkeln des hinter dem Kopf knienden Beatmers eingeklemmt wird. Nach seitlichem Auflegen der Hände lateral auf die Rippenbögen beiderseits führt der Beatmer mit durchgedrückten Ellenbogen eine aktive Exspiration durch, indem er sein Körpergewicht nach vorn verlagert. Jetzt wird der Druck auf den Thorax ruckartig unterbrochen, und der Beatmer hebt seinen Oberkörper nach rückwärts, wobei gleichzeitig durch einen Zug an dem zwischen den Oberschenkeln eingeklemmten linken Arm der Thorax des Opfers ausgedehnt wird. Diese Manipulationen werden 20–24 mal/min durchgeführt. Zum Freihalten der Luftwege dient lediglich die passive Reklination des Kopfes.

C. Die Holger-Nielsen-Methode (Abb. 10)

Das Thoraxdruck-Armzug-Verfahren in Bauchlage wurde 1932 von Holger Nielsen [111] beschrieben. Seine Anwendung wurde in Deutschland erst um 1950 vom Deutschen Roten Kreuz neben der Methode nach Silvester-Brosch (s. u.) propagiert.

Das Opfer wird auf den Bauch gelagert. Nach Überstrecken des Kopfes wird dieser zur Seite rotiert und auf die nach kranial gezogenen Arme (möglichst auf die Hände) gelagert. Dadurch sind die Arme im Schultergelenk abduziert und im Ellenbogengelenk flektiert. Der Helfer kniet ober-

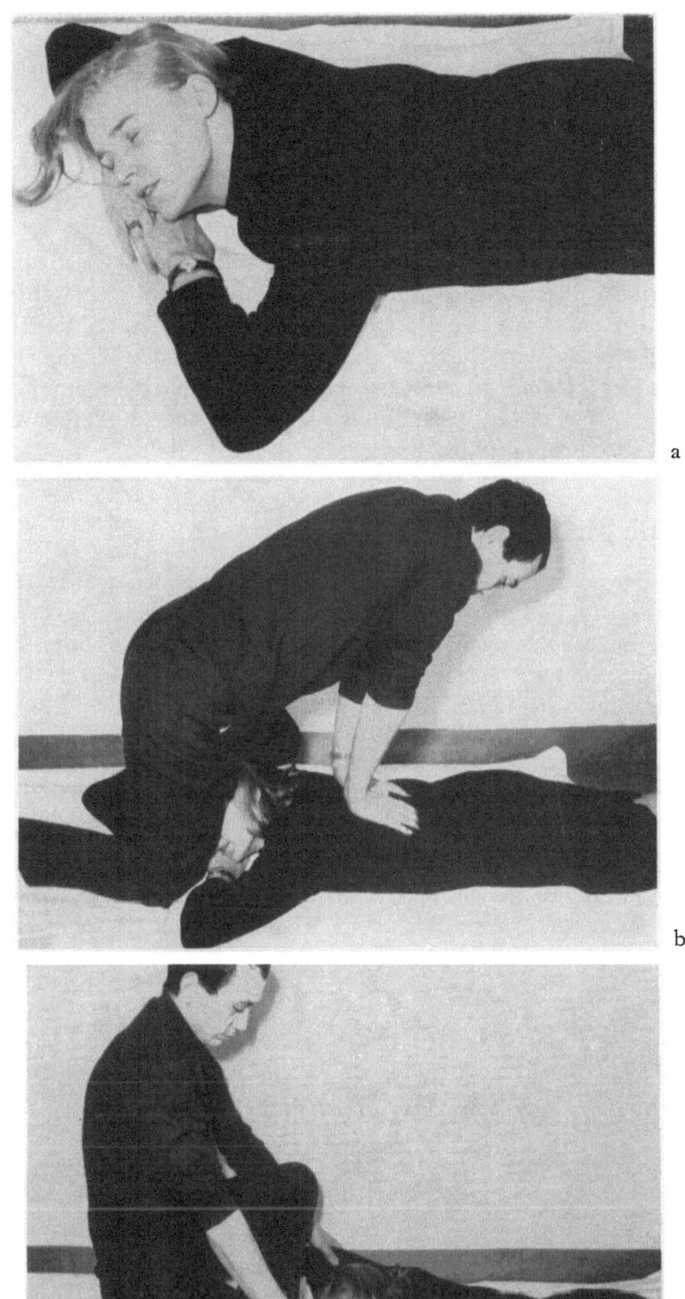

Abb. 10a–c. Methode nach Holger Nielsen. a Lagerung, b Ausatmung,
c Einatmung

halb des Kopfes. Durch einige kurze, kräftige Schläge zwischen die Schulterblätter soll das Vorfallen der Zunge und die Entfernung eventueller Fremdkörper aus dem Munde erreicht werden (!). Jetzt legt der Helfer seine Hände beiderseits, parallel zur Wirbelsäule flach auf die unteren Rippen und komprimiert mit ausgestreckten Armen den Thorax durch Vorverlagerung seines Körpergewichtes. Unter Zurücknahme des Oberkörpers ergreift er dann die Ellenbogen des Opfers und zieht sie nach oben. Hierdurch soll der Brustkorb gedehnt und die Inspiration gefördert werden. Danach werden die Arme des Opfers wieder heruntergelassen, und die aktive Exspiration beginnt durch erneute Kompression des Thorax. Um ein ausreichendes Atemminutenvolumen zu erreichen, muß die Beatmungsfrequenz statt – wie früher verlangt – 10–13, heute aber 20–22/min betragen, wie Untersuchungen von Poulsen et al. [123] zeigten.

D. Die Methode nach Silvester-Brosch (Abb. 11)

Diese älteste aller manuellen Wiederbelebungsmethoden wurde 1858 von Silvester [162] beschrieben. Sie wurde mehrmals modifiziert. Die bekannteste und bei den vorliegenden Versuchen angewandte Modifikation ist die 1896 von Brosch [12] beschriebene. Es handelt sich um ein Thoraxdruck-Armzug-Verfahren in Rückenlage.

Genau wie bei der Thomsen-Methode wurde eine Unterlage in Höhe der Schulterblätter des auf dem Rücken liegenden Patienten angebracht. Dadurch wird der Kopf nach hinten überstreckt. Der Beatmer kniet oberhalb des Kopfes, ergreift die Ellenbogengelenke von lateral und legt die Unterarme gekreuzt über den unteren Thoraxabschnitt. Jetzt wird durch Vorbeugen des Helfers mit gestreckten Armen ein Druck auf den Thorax zur aktiven Exspiration ausgeübt. Anschließend werden die Arme des

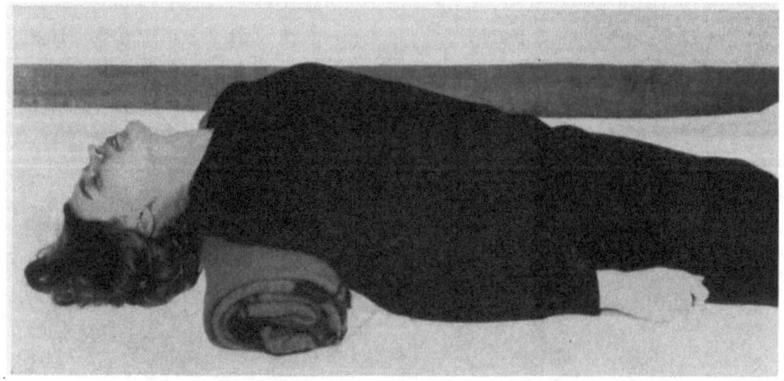

Abb. 11a. Methode nach Silvester-Brosch. Lagerung

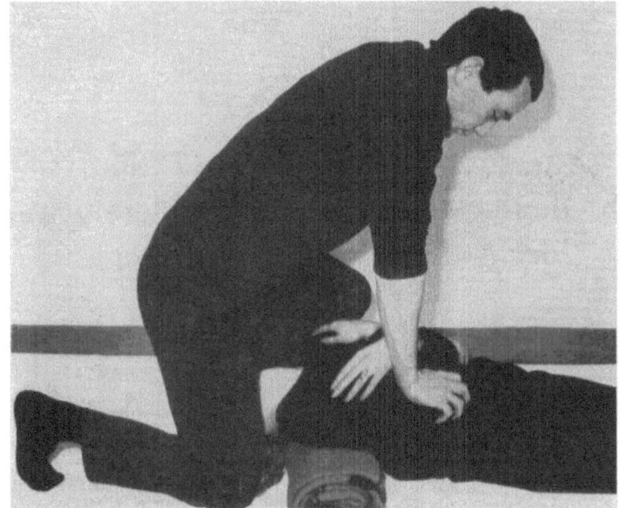

b

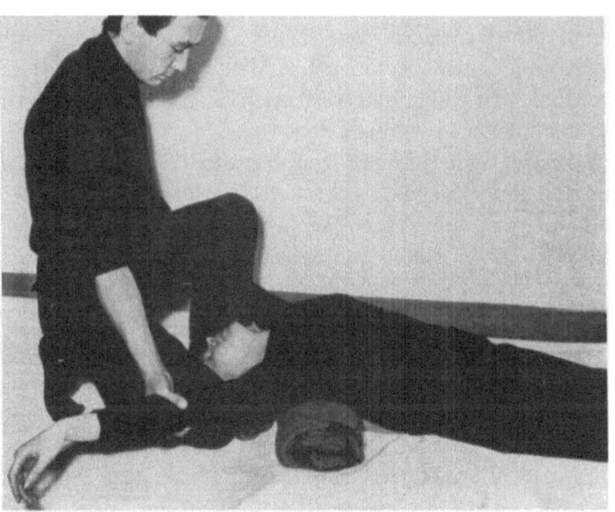

c

Abb. 11b–c. Methode nach Silvester-Brosch. b Ausatmung, c Einatmung

Opfers seitlich abduziert und bis über Kopfhöhe angehoben. Hierbei verlagert der Helfer sein Körpergewicht nach hinten. Nach dieser Inspirationsphase werden die Arme wieder auf die untere Thoraxpartie des Opfers aufgelegt, und der Helfer komprimiert den Thorax zur nächsten Exspirationsphase. Die Beatmungsfrequenz betrug bei unseren Versuchen 18–20/min.

IV. Untersuchungen über die Effektivität verschiedener Methoden der Wiederbelebung der Atmung ohne Hilfsgerät

A. Versuchsanordnung

Die Beatmung mit den 5 oben erläuterten Methoden sollte in einer für die statistische Berechnung ausreichenden Anzahl von Versuchen an Freiwilligen durchgeführt werden. Gleichzeitig sollten durch die Versuchsanordnung Streuungsursachen vermieden werden, die die Ergebnisse verfälschen oder ihre Interpretation erschweren könnten. Nach 3 Vorversuchen, die nicht bei der Auswertung berücksichtigt wurden, unterzogen sich 11 freiwillige Versuchspersonen im Alter von 22 bis 28 Jahren der Beatmung mit jeder zu prüfenden Methode. Es handelte sich um 3 weibliche und 8 männliche Probanden.

Aus Gründen der Sicherheit und zum besseren Vergleich der Versuchspersonen untereinander wurde nicht nur das Alter auf 22 bis 28 Jahren begrenzt, sondern auch durch eine eingehende Voruntersuchung möglichst alle Erkrankungen bzw. alle pathologischen Veränderungen, besonders von seiten des Kreislaufs und der Atmung, ausgeschlossen. Die Voruntersuchung umfaßte, neben einer gründlichen Anamnese und eingehenden klinischen Untersuchungen, ein Extremitäten-Elektrokardiogramm, eine Röntgenaufnahme des Thorax, eine Lungenfunktionsprüfung, eine qualitative Untersuchung auf Eiweiß und Zucker im Urin, die Bestimmung des Haemoglobin ($> 13\,\mathrm{g}\%$) und Haematokritwertes (> 35 und < 47) und eine Messung der Blutgase im Kapillarblut nach der Mikromethode (Astrup [4]).

Die durchgeführten Untersuchungen ergaben bei allen Versuchspersonen normale Befunde.

Um bei der Beatmung möglichst viele Streuungsfaktoren, die sich aus der Reihenfolge und Aufeinanderfolge der einzelnen Beatmungsmethoden zwischen den Versuchspersonen ergeben könnten, auszuschalten, wurde die Reihenfolge der Beatmungsmethoden für die jeweilige Versuchsperson vor den Versuchen festgelegt. Da für die Untersuchung 10 Versuche mit jeweils 5 Methoden vorgesehen waren, wurde der Ablauf der Versuchsreihenfolge nach dem lateinischen Quadrat bestimmt (s. Tab. 1).

Tabelle 1. *Ablauf der Versuchsreihenfolge (lateinisches Quadrat)*

A = Mund-zu-Nase-Beatmung
B = Mund-zu-Mund-Beatmung
C = Howard-Thomsen
D = Holger Nielsen
E = Silvester-Brosch

Versuchspersonen:	*Methoden:*				
1, 6	A	C	B	E	D
2, 7	D	A	E	C	B
3, 8	B	D	C	A	E
4, 9	C	E	D	B	A
5, 10	E	B	A	D	C

Am Versuchstage wurden die Probanden morgens nüchtern ein-
bestellt. Sie waren während des Versuches nur mit einer Badehose bzw.
einem Badeanzug bekleidet. Durch eine am Fuß intravenös gelegte Braunüle
wurde nach Gabe von 0,5 mg Atropin die Narkose mit Pentobarbiton
(Nembutal) eingeleitet. Nach einer Initialdosis von 100 mg wurden in
1 minütigen Abständen jeweils 50 mg nachinjiziert, bis die Versuchsperson
schlief. Als Einleitungsdosis wurden zwischen 200 und 450 mg gebraucht.
Während des folgenden Versuches wurden bei Bedarf jeweils 50 mg
Pentobarbiton nachinjiziert, um eine ausreichende Schlaftiefe zu erhalten.

Nach Erreichen einer Narkosetiefe, in der auf Nadelstiche keine Ab-
wehrreaktion mehr erfolgte, wurde die Curarisierung mit 15 bis 30 mg
Methyl-Curarin durchgeführt. Jeweils 9 mg wurden nachinjiziert, wenn
leichte Zwerchfellkontraktionen eine Abnahme der Muskelparalyse an-
zeigten.

Die Beatmung wurde mit Luft über einen elastischen Atembeutel im
Nichtrückatemsystem (Ambubeutel mit Rubenventil) durchgeführt. Das
Atemminutenvolumen entsprach den bei der Spirometrie gefundenen Norm-
werten der betreffenden Versuchsperson. Die Kontrolle des Beatmungsvolumens ermöglichte ein auf der Exspirationsseite des Rubenventiles
angebrachtes Wright-Spirometer.

Nun wurde eine Arteria femoralis mit einer Spezialkanüle (Venoflex-
kanüle der Fa. Braun, Melsungen) knapp unterhalb des Leistenbandes
punktiert. Nach Entfernung des Mandrins wurde durch die Kanüle ein
Polyethylenkatheter ca. 15 cm in proximaler Richtung eingeführt. Hiernach
wurde die Kanüle aus der Arterie retrahiert und die Punktionsstelle mit
einem sterilen Kompressionsverband abgedeckt. Auf das nach außen
liegende Ende des Katheters wurde ein Stöpselverschluß aufgesetzt und der
Katheter fest am Oberschenkel fixiert.

Da es sich um Humanversuche mit einer Narkosedauer von 3–4 Std
handelte, war es notwendig, zur Sicherheit des Probanden eine direkte
Überwachung durchzuführen. Der Blutdruck wurde am Oberarm nach

Riva-Rocci gemessen, soweit dies die Durchführung der Beatmung nicht behinderte. So mußte während der Beatmung mit den Thorax-Druck-verfahren auf das Messen des Blutdrucks verzichtet werden. Durch Klebe-elektroden ließ sich die 2. Extremitätenableitung des Elektrokardiogramms und damit gleichzeitig die Pulsfrequenz während der gesamten Versuchs-dauer registrieren. Durch einen in die Nase bzw. den Mund eingeführten Katheter wurde das endexspiratorische CO_2 im Hypopharynx über einen Ultrarotabsorptionsschreiber (URAS-M) gemessen. Zur besseren Kontrolle wurde das Elektrokardiogramm und der endexspiratorische CO_2-Gehalt neben der fortlaufenden Registrierung auf ein Sichtgerät übertragen. Die Versuche mit der photometrischen Oxymetrie im kapillaren Stromgebiet mußten leider aufgegeben werden, da die Meßeinheit am Ohr nicht an-gebracht werden konnte und an den Zehen wegen der Erschütterungen der Versuchspersonen bei der Durchführung der Beatmung nicht haften blieb.

Die gesamte Versuchsanordnung ist in Abb. 12 übersichtlich dar-gestellt.

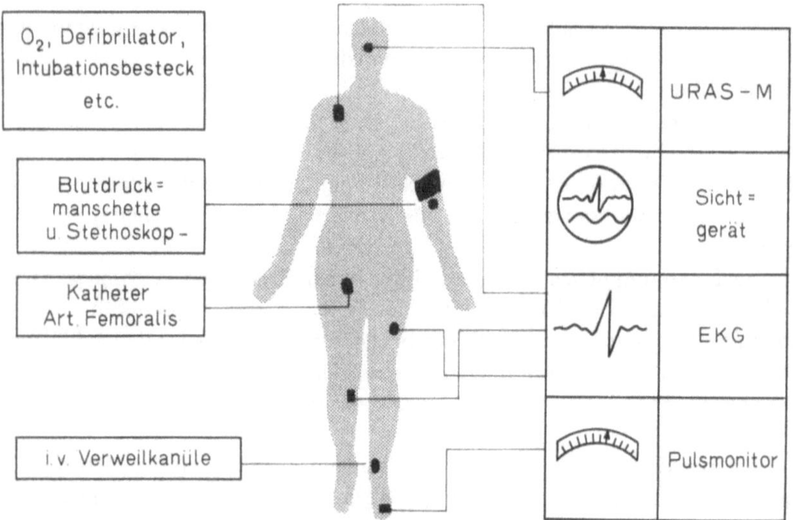

Abb. 12. Das Schema der Versuchsanordnung zeigt auf der rechten Seite die Überwachungsgeräte und linksseitig die Katheter, Kanülen etc.

Die für die Blutentnahmen bereitgestellten 2 ml-Plastikspritzen waren innen paraffiniert, und der „Totraum" (von der Öffnung des Ansatzstückes bis zum maximal durchgedrückten Stempel) war mit Heparin angefüllt. Den Spritzenansatz verschloß eine Metallkappe völlig luftdicht.

Vor Beginn jeder Beatmung wurden 2 ml Blut zur Bestimmung des Ausgangswertes entnommen und direkt anschließend die Beatmung mit dem Beutel abgebrochen, um eine Apnoe von 60 sec zu erreichen. Bei der Holger Nielsen-Methode war die Apnoepause auf 75 sec verlängert worden. Hierdurch wurde der Zeitraum kompensiert, den man normalerweise braucht, um den zu Beatmenden in Bauchlage zu bringen. Die Bauchlagerung war während der Versuche deshalb vor der ersten Blutentnahme unternommen worden, da es sich gezeigt hatte, daß die Katheter und Kanülen unter Umständen herausgleiten können, wenn nur eine Person, wie es in den Lehrplänen der Rettungsorganisationen verlangt wird, die Lagerung schnell vornehmen soll.

Im Anschluß an die Apnoe begann die Beatmung mit der jeweiligen Methode über insgesamt 9 min. Während der Beatmung wurden, außer einer Rolle unter den Schultern der Versuchspersonen bei der Howard-Thomsen- und Silvester-Brosch-Methode keine Hilfsmittel benutzt. Um des weiteren, soweit wie möglich die Bedingungen der Wiederbelebung außerhalb des Krankenhauses zu kopieren, lagen die Probanden während der gesamten Versuchszeit auf einer Decke auf dem Fußboden.

Das Blut aus der Arteria femoralis war bei jeder Methode zum gleichen Zeitpunkt abgenommen worden. Außer dem Ausgangswert vor Beginn der Apnoe wurden weitere 9 Blutproben entnommen. Die 2. bis 7. Probe wurden in den ersten 3 min nach der Apnoe im 30-sec-Intervall abgenommen. Danach folgten 2 weitere Entnahmen nach 6 bzw. 9 min vom Ende der Apnoe an gerechnet (siehe Abb. 13). Die abgenommene Menge be-

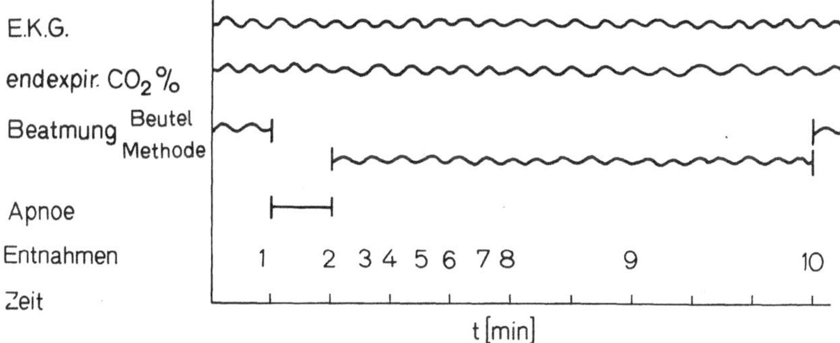

Abb. 13. Die Darstellung eines Versuchsablaufes zeigt die kontinuierlichen und intermittierenden Maßnahmen vor, während und nach der Beatmung mit einer Methode

trug 2 ml Blut. Mit der letzten Entnahme war auch die Beatmung mit der jeweiligen Methode beendet, und die Versuchsperson wurde dann für

10–15 min über den Beatmungsbeutel mit Luft normoventiliert. Anschließend wurden die restlichen Beatmungsmethoden in der vorgeschriebenen Reihenfolge an der gleichen Person angewendet.

Am Ende des gesamten Versuches wurden die Probanden solange mit dem Atembeutel ventiliert, bis ihre Spontanatmung zurückkehrte. Zur Vermeidung von Restcurarisierung wurden allen Versuchspersonen nach 0,5 mg Atropin i.v. noch 7,5 mg Pyridostigmin-Bromid (Mestinon) intravenös injiziert. Während der Aufwachphase wurden der Katheter und die Kanüle entfernt und über der Punktionsstelle in der Arteria femoralis ein Druckverband angelegt.

Die Versuchspersonen verblieben nach Beendigung des Versuches für 4–6 Std unter Überwachung durch eine Anaesthesieschwester in der Klinik und wurden dann, wenn sie örtlich und zeitlich orientiert waren, in Begleitung nach Hause gefahren. Nach 48 Std wurde der Druckverband anläßlich einer Nachuntersuchung in der Klinik abgenommen. Nach weiteren 8 Tagen fand eine Abschlußuntersuchung statt. Außer geringgradigen Haematiomen unterhalb des Leistenbandes konnten wir keine Schädigungen als Folge des Versuches feststellen.

Neben der zeitlichen und räumlichen Planung der Versuche war ein fester, eingearbeiteter Stab von Hilfspersonal erforderlich. Außer dem Versuchsleiter und den 2 anderen für die Beatmung verantwortlichen Personen hatte ein Arzt die Entnahme des arteriellen Blutes durchzuführen, wobei ihm eine Anaesthesieschwester zum Vorbereiten, Zureichen und Abnehmen der Spritzen assistierte. Einer weiteren Anaesthesieschwester oblag neben der Bedienung der Monitoranlage die exakte Zeitmessung, die für die korrekte Durchführung der Blutentnahmen unumgänglich war. 2 medizinisch-technische Assistentinnen begannen noch während des Versuches mit den Analysen der Blutproben. Wegen des räumlichen Abstandes von ca. 150 m zwischen dem Versuchsraum und dem Blutgaslaboratorium mußte eine weitere Person den Transport des Blutes übernehmen.

B. Untersuchungsmethodik

Nach THEWS [168] kommen Störungen der Lungenfunktion am deutlichsten durch die Veränderungen der arteriellen Blutgase zum Ausdruck. Wenngleich 4 Faktoren den Effekt der Atmung beeinflussen, nämlich die Ventilation, die Distribution, die Diffusion und die Perfusion, so stellt die Ventilation einen wesentlichen Faktor für die Einstellung normaler alveolärer O_2- bzw. CO_2-Drucke dar (THEWS [170]). Aus diesem Grunde wurde die Effektivität der Beatmung an Hand der Veränderungen des pO_2a, des pCO_2a, des arteriellen pH und der arteriellen Sauerstoffsättigung beurteilt.

Die arteriellen Sauerstoffpartialdrucke wurden in der vorliegenden Untersuchung mit der von THEWS [169] modifizierten Elektrode nach Clark (zitiert bei THEWS [169]) polarographisch im Mikroanalyseverfahren (ESCHWEILER) bestimmt. Die Meßgenauigkeit beträgt ± 1 Torr.

Mit dem von ASTRUP [4] entwickelten Mikroverfahren wurde der aktuelle pH-Wert potentiometrisch bestimmt. Der dem aktuellen pH entsprechende CO_2-Druck wurde durch indirekte Messung sowie mit Hilfe des Diagramms nach Siggard-Andersen [161] ermittelt. Die Sauerstoffsättigung wurde mit dem von SEVERINGHAUS [146] entwickelten Blutgas-Rechenstab unter Berücksichtigung von Temperatur, pH und Basenüberschuß aus dem mit der Eschweiler-Elektrode bestimmten pO_2a errechnet.

Da die Blutentnahmen in Abständen von 30 sec entnommen wurden, konnte die Entnahmetechnik mit Kapillarröhrchen am hyperämischen Ohrläppchen aus Zeitgründen nicht zur Anwendung kommen. Die einzige Möglichkeit, in schneller Reihenfolge die für eine Doppelbestimmung der Blutgase nötige Menge von 1–2 ml zu gewinnen, bestand in der Katheterisierung einer Arterie. Die Entnahme aus dem Katheter erfolgte mit 2 ml Plastikspritzen, von denen das Blut kurz vor der Messung in Kapillarröhrchen umgefüllt wurde. Beide Entnahmen mußten anaerob erfolgen.

Um Luftbeimischungen zu verhindern, wurde die Spritze zur Entnahme erst dann aufgesetzt, wenn das Blut nach Entfernung des Stöpsels kontinuierilich aus dem Katheter floß. Da der „Totraum" der paraffinierten Spritze mit Heparin angefüllt war, wurde nicht nur eine Koagulation des Blutes verhindert, sondern auch gleichzeitig die Gefahr der Luftbeimengung behoben. Der arterielle Druck im Katheter reichte aus, um die Spritze ohne aktive Aspiration zu füllen. Die Spritze wurde bis etwas über die 2 ml-Marke gefüllt. Nach der Entfernung vom Katheter wurde der Überschuß bis auf 2 ml herausgedrückt und der Kapselverschluß sofort auf die Spritze aufgesetzt.

Direkt nach der Blutentnahme wurden die Spritzen in einem gekühlten, thermostabilen Behälter, wie er zum Transport von Transfusionsblut benutzt wird, ins Blutgaslabor transportiert, wo die Analysen wie oben angegeben durchgeführt wurden. Da gleichzeitig an 2 Meßplätzen (ESCHWEILER und ASTRUP) gearbeitet wurde, ließen sich wesentliche, die Meßergebnisse beeinflussende Zeitdifferenzen vermeiden. Die Messungen wurden spätestens 40–45 min nach der Entnahme vorgenommen.

Bei allen Messungen wurden Doppelbestimmungen durchgeführt. Insgesamt wurden 490 Analysen auf pO_2a und 490 auf $pH-pCO_2a$ ausgewertet. Zusammen mit den Doppelbestimmungen lagen die Werte von insgesamt 1960 Analysen vor. Die Kontrolle der pO_2a-Werte ergab, daß bei den Mittelwerten aus 490 Doppelbestimmungen in 32 Fällen (6,5%) die Differenz mehr als 1 Torr betrug, jedoch in keinem Fall 2 Torr überstieg. Bei den pCO_2a-Werten zeigte sich eine größere Schwankung. In 139 (28,3%) von 490 Doppelbestimmungen war die Differenz größer als 1 Torr.

Mehr als 70% dieser gröberen Abweichungen lagen jedoch unter 2 Torr, und nur in einigen wenigen Fällen überstieg die Differenz 3 Torr.

Da die Veränderungen der Blutgaswerte in Abhängigkeit von der Beatmungsmethode und der Versuchspersonen deutliche Unterschiede aufwiesen, darf angenommen werden, daß die Differenz bei den Doppelbestimmungen keinen wesentlichen Einfluß auf die Ergebnisse der gesamten Untersuchung hatte.

C. Methoden der statistischen Auswertung

Die Auswertung der Ergebnisse erfolgte mit der mehrfachen Varianzanalyse, einem statistischen Verfahren, das die gleichzeitige und voneinander unabhängige Beurteilung mehrerer Einflußgrößen und deren wechselseitiger Beziehungen (Wechselwirkungen) gestattet. Neben den 5 angewandten Beatmungsmethoden waren die Versuchspersonen und die Entnahmezeiten zu berücksichtigende Einflußgrößen. pO_2a, O_2-Sättigung, pCO_2a und pH waren die zu berechnenden Parameter. Für die Beurteilung der Methoden waren weniger die absoluten Werte der Blutgasanalysen als vielmehr die Differenzen gegenüber dem Wert nach der Apnoe von 60 sec von Bedeutung. Die Varianzanalysen wurden deshalb mit den Differenzen der Meßwerte vom Apnoepunkt gerechnet.

Die Tab. 2 zeigt als Beispiel die dreifache Varianzanalyse für pO_2a.

Als Maß für die durch die Einflußgrößen und die beeinflußbedingte Streuung dienen die mittleren Abweichungsquadrate (MAQ in Spalte 5, Tab. 2). Im F-Test (Spalte 6, Tab. 2) wird geprüft, ob die Streuung größer ist als nach dem Bezugswert zu erwarten. Ist der Quotient der in Spalte 6 angegebenen MAQ größer als der Wert der F-Verteilung mit den entsprechenden Freiheitsgraden und der Irrtumswahrscheinlichkeit $P = 0,05$, wird der Unterschied der Mittelwerte als auffällig bezeichnet. Ist der Quotient größer als der Wert der F-Verteilung für $P = 0,01$, gilt der Unterschied als gesichert.

Mit der Varianzanalyse sind nur zusammenfassende Aussagen über Mittelwertsdifferenzen möglich.

Durch eine weitere Zerlegung der Summe der Abweichungsquadrate (SAQ in Spalte 3, Tab. 2) in sogenannte orthogonale Vergleiche, können einzelne Mittelwertsdifferenzen beurteilt werden. Die damit geprüften Hypothesen werden bei der Besprechung der Ergebnisse erläutert.

Neben den Unterschieden zwischen den Mittelwerten der Beatmungsmethoden interessierte, wie groß die Streuung der durch die einzelnen Verfahren erreichten Werte bei den Versuchspersonen ist. Je geringer die zu erwartende Streuung der Einzelwerte ist, desto effektiver muß die Be-

Tabelle 2. *Dreifache Varianzanalyse für* pO_2a

1	2	3	4	5	6	7	8
Faktor	Varianz	Summe der Abweichungsquadrate SAQ	Freiheitsgrade f	Mittleres Abweichungsquadrat MAQ = SAQ/f	F-Test	F	P
1	Beatmungsmethode	69238,8	4	17309,7	MAQ_1/MAQ_{12}	5,9	0,005
2	Versuchspersonen	137001,1	8	17125,1	MAQ_2/MAQ_R	167,2	0,001
3	Entnahmezeiten	16212,8	7	2316,1	MAQ_3/MAQ_{23}	21,4	0,001
	Wechselwirkungen						
12	Beatmungsmethode – Versuchsperson	93697,3	32	2928,0	MAQ_{12}/MAQ_R	28,6	0,001
13	Beatmungsmethode – Entnahmezeiten	1558,7	28	55,7	MAQ_{13}/MAQ_R	0,5	—
23	Versuchspersonen – Entnahmezeiten	6064,6	56	108,3	MAQ_{23}/MAQ_R	1,0	—
	Reststreuung	22941,6	224	102,4			
	Summe	346714,9					

atmungsmethode sein, da bei großer Streuung im Einzelfall ein Absinken unter kritische Werte zu erwarten ist. Für die Methoden getrennt wurden doppelte Varianzanalysen mit den Faktoren Versuchspersonen und Entnahmezeiten berechnet. In Tab. 3 ist eine solche Varianzanalyse für den

Tabelle 3. *Varianzanalyse innerhalb der Methoden zur Schätzung der Standardabweichung zwischen den Versuchspersonen*

1	2	3	4	5	6
Faktor	Varianz	SAQ	f	MAQ	E[MAQ]
1	Zwischen Versuchspersonen	244,0	8	30,5	$\sigma^2 + 9\,\sigma_1^2$
2	Zwischen Entnahmezeiten	4718,2	8	589,8	$\sigma^2 + \sigma_{12}^2 + 9\,\sigma_2^2$
	Reststreuung	941,5	64	14,7	$\sigma^2 + \sigma_{12}^2$
	Summe	5903,7	80		

Sauerstoffpartialdruck bei der Mund-zu-Nase-Beatmung angeführt. Aus dem in Spalte 6 angegebenen Erwartungswert der mittleren Abweichungsquadrate (E[MAQ]) kann ein Schätzwert für die Varianz zwischen den Versuchspersonen abgeleitet werden. Als Schätzwert für die Streuung (S) zwischen den Versuchspersonen erhält man:

$$S_{vp} = \sqrt{\frac{\mathrm{MAQ}_1 - \mathrm{MAQ}_{12}}{n_z}}$$

n_z kennzeichnet die Anzahl der Entnahmezeiten.

Die Computerberechnungen wurden vom Institut für medizinische Dokumentation und Statistik der Universität Mainz im Deutschen Rechenzentrum in Darmstadt unter Verwendung der Programme BMD VO2 und DO1 ausgeführt.

D. Ergebnisse

Von den 11 durchgeführten Versuchen war in 9 Fällen die Beatmung mit allen 5 Methoden möglich. In 2 Versuchen konnten aus technischen Gründen nicht alle 5 Beatmungsverfahren zur Anwendung kommen. Bei einer Versuchsperson wurde während der Umlagerung in Bauchlage irrtümlicherweise der Femoraliskatheter herausgezogen. Wegen des entstehenden Haematoms wurde der Versuch abgebrochen. Diese Versuchsperson war vorher nach den Methoden von Silvester-Brosch und Howard-Thomsen beatmet worden. In dem anderen Falle wurden zwar alle 5 Beatmungsverfahren durchgeführt, jedoch zeigte sich, daß alle

Blutproben, außer denen für Mund-zu-Nase- und Mund-zu-Mund-Methode, sofort nach der Entnahme koagulierten. Es zeigte sich, daß die 30 vorbereiteten Spritzen für die anderen 3 Methoden nicht entsprechend präpariert waren.

Für die Auswertung der Ergebnisse konnten somit von den Versuchspersonen nur 9 berücksichtigt werden, während bei der Beurteilung der Einzelmethoden außer bei Holger Nielsen, bei der nur 9 Beatmungen vorlagen, jeweils 10 Beatmungen in die Auswertung einbezogen wurden.

Das Verhalten der Blutgaswerte bei den einzelnen Methoden

1. pO_2a. Die aus 10 (bei HOLGER NIELSEN nur 9) Beatmungen mit der jeweiligen Methode erhaltenen Mittelwerte zeigen, daß der Sauerstoffpartialdruck bei der Mund-zu-Nase- und Mund-zu-Mund-Methode schon nach 30 sec Beatmung an der unteren Grenze des Normalwertes liegt. Nach 60 sec Beatmung liegen die Werte bei diesen Methoden über 100 Torr und steigen während der Dauer der Beatmung weiterhin an. Nach 9 min

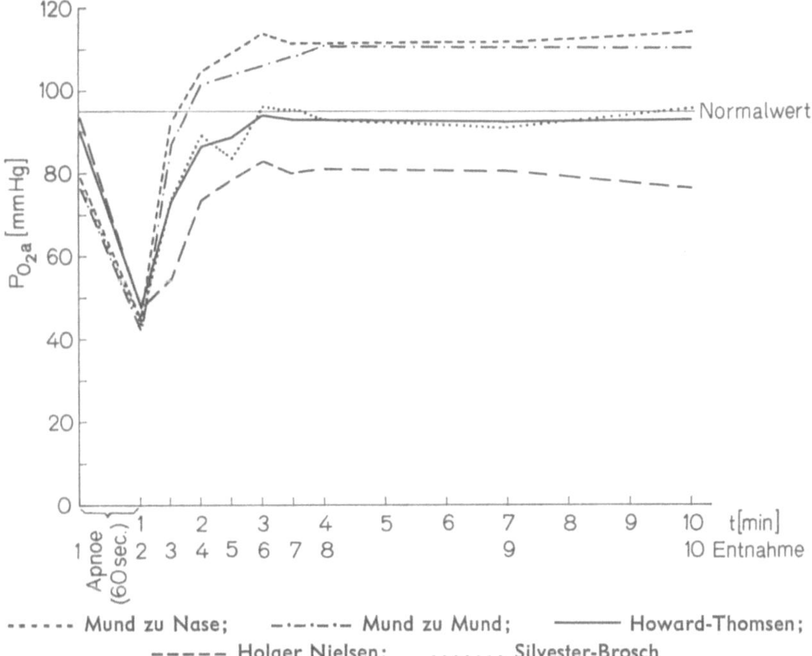

Abb. 14. Das Verhalten der Mittelwerte für pO_2a über den gesamten Beatmungscyclus zeigt deutlich die signifikant bessere Oxygenierung bei den Methoden der Atemspende. Auffällig ist die völlig unzureichende Oxygenierung bei der Methode nach Holger Nielsen

Tabelle 4. *Die Mittelwerte und die entsprechenden maximalen und minimalen Abweichungen[a] für* pO_2a *von je 10 Versuchspersonen pro Methode (bei Holger Nielsen nur 9 Versuchspersonen) (in Torr)*

Blutentnahmen	Mund-zu-Nase	Mund-zu-Mund	Thomsen	Holger Nielsen	Silvester-Brosch
1	$79{,}0\ \frac{115{,}8}{49{,}5}$	$76{,}8\ \frac{115{,}1}{37{,}4}$	$91{,}2\ \frac{129{,}8}{57{,}8}$	$94{,}2\ \frac{121{,}8}{52{,}5}$	$77{,}0\ \frac{127{,}9}{48{,}3}$
2	$43{,}8\ \frac{58{,}8}{33{,}2}$	$42{,}2\ \frac{65{,}2}{24{,}8}$	$47{,}8\ \frac{61{,}4}{34{,}0}$	$47{,}3\ \frac{58{,}6}{31{,}7}$	$43{,}1\ \frac{57{,}8}{32{,}0}$
3	$92{,}5\ \frac{122{,}3}{72{,}6}$	$37{,}1\ \frac{122{,}8}{57{,}5}$	$73{,}6\ \frac{115{,}7}{35{,}5}$	$54{,}6\ \frac{108{,}5}{29{,}4}$	$74{,}1\ \frac{116{,}9}{44{,}4}$
4	$104{,}7\ \frac{130{,}8}{86{,}2}$	$101{,}7\ \frac{123{,}5}{78{,}4}$	$86{,}8\ \frac{128{,}0}{29{,}7}$	$73{,}3\ \frac{121{,}0}{33{,}5}$	$89{,}4\ \frac{127{,}4}{44{,}5}$
5	$109{,}1\ \frac{127{,}6}{94{,}7}$	$103{,}7\ \frac{128{,}5}{82{,}6}$	$88{,}7\ \frac{133{,}5}{23{,}8}$	$78{,}8\ \frac{129{,}5}{34{,}8}$	$84{,}1\ \frac{129{,}8}{36{,}8}$
6	$113{,}9\ \frac{129{,}3}{91{,}5}$	$105{,}8\ \frac{127{,}5}{88{,}2}$	$94{,}4\ \frac{154{,}0}{35{,}2}$	$83{,}1\ \frac{129{,}8}{34{,}0}$	$95{,}1\ \frac{130{,}6}{33{,}6}$
7	$111{,}5\ \frac{130{,}4}{93{,}8}$	$108{,}1\ \frac{127{,}8}{89{,}8}$	$93{,}2\ \frac{140{,}8}{35{,}1}$	$80{,}2\ \frac{129{,}7}{27{,}2}$	$95{,}7\ \frac{133{,}5}{30{,}1}$
8	$111{,}5\ \frac{126{,}1}{98{,}1}$	$111{,}0\ \frac{126{,}5}{91{,}4}$	$93{,}2\ \frac{133{,}9}{33{,}1}$	$81{,}1\ \frac{128{,}3}{30{,}4}$	$93{,}2\ \frac{129{,}5}{22{,}1}$
9	$111{,}7\ \frac{130{,}6}{95{,}5}$	$110{,}7\ \frac{128{,}0}{88{,}7}$	$92{,}6\ \frac{133{,}6}{20{,}7}$	$80{,}8\ \frac{127{,}3}{19{,}6}$	$91{,}0\ \frac{131{,}1}{14{,}7}$
10	$114{,}4\ \frac{128{,}5}{91{,}0}$	$110{,}7\ \frac{129{,}5}{86{,}5}$	$90{,}3\ \frac{125{,}3}{18{,}3}$	$76{,}5\ \frac{119{,}8}{18{,}4}$	$92{,}5\ \frac{128{,}5}{20{,}8}$

[a] Mittelwert $\frac{\text{Maximalwert}}{\text{Minimalwert}}$

3* Tabelle 5. *Die Mittelwerte und die entsprechenden maximalen und minimalen Abweichungen[a] für die arterielle O_2-Sättigung von je 10 Versuchspersonen pro Methode (bei Holger Nielsen nur 9 Versuchspersonen) (in %)*

Blutentnahmen	Mund-zu-Nase	Mund-zu-Mund	Thomsen	Holger Nielsen	Silvester-Brosch
1	$92{,}7\ \dfrac{98{,}1}{80{,}1}$	$89{,}6\ \dfrac{98{,}3}{61{,}0}$	$91{,}7\ \dfrac{98{,}0}{57{,}8}$	$94{,}5\ \dfrac{98{,}4}{80{,}5}$	$91{,}4\ \dfrac{98{,}4}{77{,}6}$
2	$73{,}0\ \dfrac{88{,}7}{55{,}6}$	$69{,}0\ \dfrac{94{,}0}{24{,}8}$	$74{,}7\ \dfrac{88{,}4}{52{,}0}$	$76{,}3\ \dfrac{89{,}4}{49{,}0}$	$72{,}3\ \dfrac{91{,}3}{52{,}9}$
3	$96{,}0\ \dfrac{98{,}3}{92{,}3}$	$91{,}8\ \dfrac{98{,}1}{57{,}5}$	$84{,}9\ \dfrac{98{,}1}{61{,}0}$	$76{,}5\ \dfrac{97{,}8}{44{,}5}$	$88{,}7\ \dfrac{97{,}9}{72{,}9}$
4	$97{,}2\ \dfrac{98{,}3}{95{,}4}$	$96{,}9\ \dfrac{98{,}2}{93{,}6}$	$86{,}3\ \dfrac{98{,}8}{48{,}0}$	$83{,}8\ \dfrac{98{,}3}{54{,}0}$	$91{,}2\ \dfrac{98{,}5}{74{,}2}$
5	$97{,}5\ \dfrac{98{,}5}{96{,}4}$	$96{,}5\ \dfrac{98{,}3}{90{,}1}$	$84{,}5\ \dfrac{98{,}7}{35{,}7}$	$83{,}1\ \dfrac{98{,}7}{55{,}0}$	$91{,}0\ \dfrac{98{,}5}{65{,}0}$
6	$97{,}7\ \dfrac{98{,}5}{96{,}0}$	$97{,}1\ \dfrac{98{,}3}{95{,}0}$	$88{,}7\ \dfrac{99{,}2}{96{,}6}$	$83{,}9\ \dfrac{98{,}6}{55{,}0}$	$88{,}2\ \dfrac{38{,}6}{60{,}4}$
7	$97{,}6\ \dfrac{98{,}6}{96{,}4}$	$97{,}1\ \dfrac{98{,}3}{92{,}8}$	$39{,}0\ \dfrac{99{,}0}{54{,}4}$	$80{,}6\ \dfrac{98{,}7}{39{,}0}$	$88{,}5\ \dfrac{98{,}6}{53{,}1}$
8	$97{,}7\ \dfrac{93{,}4}{96{,}7}$	$97{,}6\ \dfrac{98{,}8}{96{,}5}$	$89{,}4\ \dfrac{98{,}8}{49{,}6}$	$82{,}6\ \dfrac{93{,}8}{51{,}0}$	$84{,}6\ \dfrac{98{,}6}{28{,}0}$
9	$97{,}8\ \dfrac{98{,}6}{96{,}5}$	$96{,}9\ \dfrac{98{,}3}{88{,}7}$	$88{,}8\ \dfrac{98{,}7}{22{,}4}$	$80{,}3\ \dfrac{98{,}7}{24{,}1}$	$80{,}6\ \dfrac{98{,}7}{12{,}2}$
10	$97{,}8\ \dfrac{98{,}5}{95{,}8}$	$96{,}7\ \dfrac{98{,}5}{86{,}5}$	$88{,}6\ \dfrac{98{,}8}{16{,}3}$	$77{,}9\ \dfrac{98{,}4}{20{,}4}$	$89{,}1\ \dfrac{98{,}9}{22{,}0}$

[a] Mittelwert $\dfrac{\text{Maximalwert}}{\text{Minimalwert}}$

liegen die Partialdrucke des Sauerstoffs bei 114,4 bzw. 110,7 Torr. Im Gegensatz dazu steigt der Sauerstoffpartialdruck bei den manuellen Beatmungsverfahren nur sehr langsam an. Während bei der Methode nach Howard-Thomsen und Silvester-Brosch die Endwerte nach 9 minütiger Beatmung bei 90,3 bzw. 92,5 Torr liegen, wird mit der Methode nach Holger Nielsen nur ein Druck von 76,5 Torr erreicht. Die Einzelergebnisse der Mittelwerte aus allen 10 Entnahmezeiten sind in Tab. 4 (s. S. 34) aufgeführt. Die graphische Darstellung dieser Werte ist in Abb. 14 (s. S. 33) wiedergegeben.

Besonders deutlich kommt der Unterschied in bezug auf die Schnelligkeit der Reoxygenierung des arteriellen Blutes zum Ausdruck, wenn man die Mittelwerte in den ersten 120 sec nach der Apnoephase betrachtet (Entnahme 2–6). Es zeigte sich, daß nach 30 sec Beatmung mit den beiden Methoden der Atemspende die Zunahme des Sauerstoffpartialdruckes praktisch genau so groß war wie bei den Methoden nach Silvester-Brosch und Howard-Thomsen nach 120 sec Beatmung. Die Holger Nielsen-Methode fällt in dieser Phase ganz deutlich ab. Es muß jedoch berücksichtigt werden, daß hier zur Kompensation der Bauchlagerung erst 15 sec später mit der Beatmung begonnen wurde (siehe Abb. 15, s. S. 37).

Wie in Abb. 7 dargestellt ist, wurden die pO_2a-Drucke am Ende der Apnoe (Entnahme 2) als 0-Wert gesetzt und hierauf die Zunahme des O_2-Druckes für die einzelnen Methoden bezogen. In Tab. 6 sind die Werte für die einzelnen Methoden angegeben.

Tabelle 6. *Zunahme des O_2-Druckes in Torr nach der Apnoe während 120 sec Beatmung*

| Methoden | Entnahmen | | | | |
	2 0 sec	3 nach 30 sec	4 nach 60 sec	5 nach 90 sec	6 nach 120 sec
Mund-zu-Nase	0	48,7	60,9	65,3	70,1
Mund-zu-Mund	0	44,9	59,6	61,6	63,7
Thomsen	0	25,8	39,0	40,9	46,6
Holger Nielsen	0	7,3	26,0	31,5	35,8
Silvester- Brosch	0	31,0	46,3	41,0	53,0

2. O_2-Sättigung. Die auf Grund der Blutgasanalysen mit dem Rechenstab nach SEVERINGHAUS [159] errechneten Werte für die O_2-Sättigung verhielten sich entsprechend den Ergebnissen, die für den O_2-Partialdruck gefunden wurden. Auch hier waren die Methoden der Atemspende den manuellen Verfahren deutlich überlegen. Der Verlauf der in Abb. 17 (s. S. 38) wiedergegebenen Mittelwerte der einzelnen Methoden zeigte, daß der

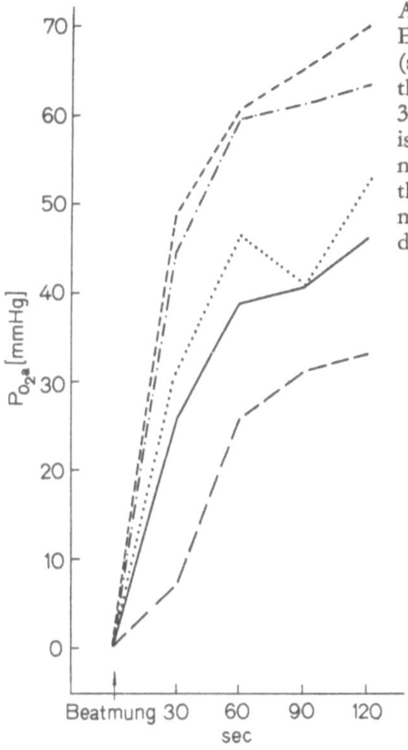

Abb. 15. Der Anstieg des pO_2a nach dem Ende der Apnoe, vom Wert 0 ausgehend (siehe Text), zeigt, daß mit beiden Methoden der Atemspende schon nach 30 sec die Reoxygenierung genau so groß ist wie bei den manuellen Methoden erst nach 120 sec. Die Holger Nielsen-Methode fällt hier ganz deutlich ab. Es muß berücksichtigt werden, daß bei dieser Methode die Apnoe-Pause 15 sec länger dauerte

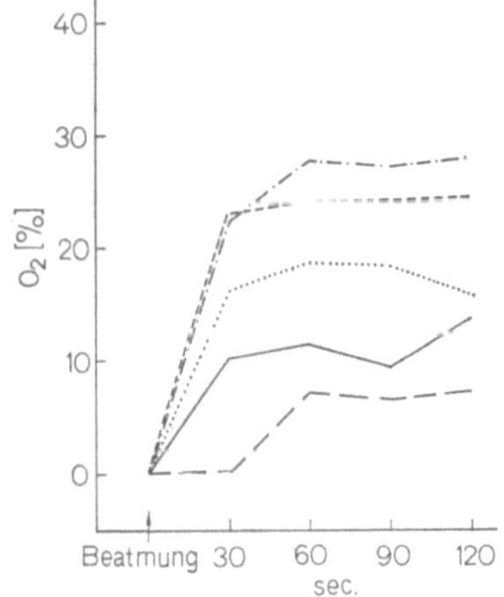

Abb. 16. Der Anstieg der arteriellen Sauerstoffsättigung ist bei der Atemspende gegenüber den manuellen Methoden noch ausgeprägter als der Anstieg des pO_2a.

Normalwert von 97% bei der Beatmung von Mund-zu-Nase bzw. Mund-zu-Mund innerhalb einer Minute erreicht war. Keine der manuellen Methoden erreichte im Mittel Werte, die während des gesamten Verlaufes

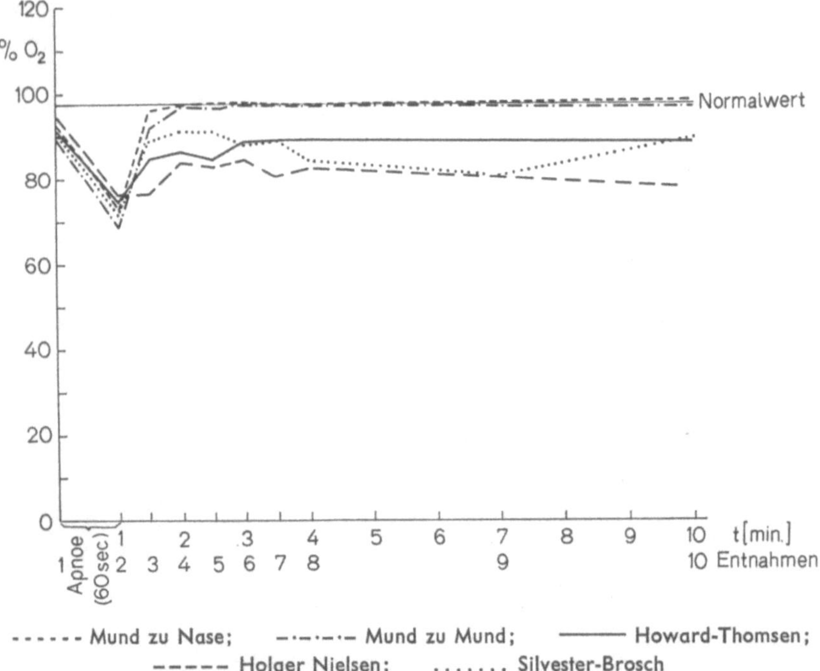

Abb. 17. Die Mittelwerte für die Sauerstoffsättigung verhalten sich entsprechend dem pO$_2$a. Mit keiner der manuellen Methoden ist es möglich, über die gesamte Beatmungsdauer normale Sättigungswerte zu erreichen

der Beatmung über 90% hinausgingen. Nur bei der Methode Silvester-Brosch stieg die O$_2$-Sättigung zwischen der 2. und 3. min vorübergehend über Werte von 90% an. Bei der Beatmung nach Holger Nielsen ließ sich feststellen, daß die Sauerstoffsättigung ähnlich dem pO$_2$a zwischen der 3. und 9. Beatmungsminute wieder auf Werte unter 80% abfiel. Der Gesamtverlauf der Mittelwerte ist in Tab. 5 (s. S. 35) wiedergegeben.

In Abb. 16 wurde die Zunahme der Sauerstoffsättigung in den ersten 120 sec nach Beginn der Beatmung dargestellt. Auch hier wurden die Sättigungswerte am Ende der Apnoe als 0-Wert gesetzt und der Anstieg während der nachfolgenden Beatmung hierauf bezogen. Die Werte für die jeweilige Methode ergeben sich aus Tab 7 (s. S. 39).

Tabelle 7. *Zunahme der O₂-Sättigung (in %) nach der Apnoe während 120 sec Beatmung*

Methoden	Entnahmen				
	2 0 sec	3 nach 30 sec	4 nach 60 sec	5 nach 90 sec	6 nach 120 sec
Mund-zu-Nase	0	23,0	24,2	24,5	24,7
Mund-zu-Mund	0	22,8	27,9	27,5	28,1
Thomsen	0	10,2	11,6	9,8	14,0
Holger Nielsen	0	0,2	7,5	6,8	7,6
Silvester- Brosch	0	16,4	18,9	18,7	15,9

3. pCO_2a und arterieller pH. Erwartungsgemäß waren die Veränderungen des CO_2 und pH nicht so ausgeprägt wie die des O_2. Bei allen 5 Methoden führte die Beatmung zu einer Abnahme des nach der Apnoe mäßig erhöhten pCO_2a von Werten um 50 Torr auf 40 Torr. Lediglich bei der Methode nach Holger Nielsen blieb nach 9 minütiger Beatmung das pCO_2a mit 46,3 Torr erhöht. Entsprechend zeigten sich die Veränderungen des pH, der aus acidotischen Bereichen von 7,32 im Laufe der

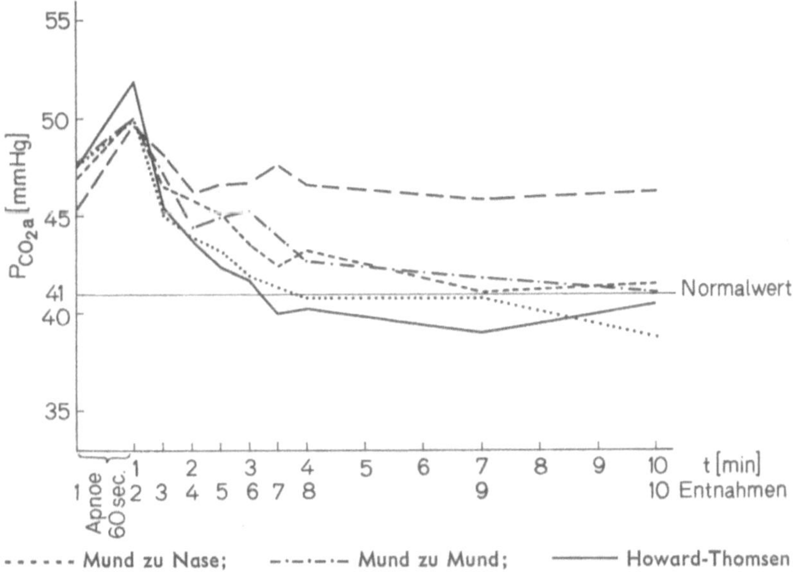

Abb. 18. Es zeigt sich, daß die Mittelwerte für pCO_2a nach anfänglicher Erhöhung während der Beatmung in den Normbereich zurückkehren. Bei der Methode nach Holger Nielsen sind die Werte jedoch etwas erhöht, ohne daß eine statistische Signifikanz gefunden wurde

Tabelle 8. *Die Mittelwerte und die entsprechenden maximalen und minimalen Abweichungen[a] für* pCO_2a *von je 10 Versuchspersonen pro Methode (bei Holger Nielsen nur 9 Versuchspersonen) (in Torr)*

Blutentnahmen	Mund-zu-Nase	Mund-zu-Mund	Thomsen	Holger Nielsen	Silvester-Brosch
1	$46,9\ \frac{58,4}{35,0}$	$47,7\ \frac{66,9}{27,6}$	$47,4\ \frac{67,0}{30,0}$	$45,2\ \frac{57,0}{29,7}$	$47,5\ \frac{57,5}{25,7}$
2	$50,1\ \frac{61,3}{38,8}$	$49,9\ \frac{66,5}{33,6}$	$51,9\ \frac{70,5}{37,0}$	$49,6\ \frac{62,0}{36,8}$	$49,8\ \frac{60,5}{30,2}$
3	$46,5\ \frac{57,5}{37,4}$	$47,1\ \frac{61,4}{32,7}$	$45,4\ \frac{65,2}{30,9}$	$48,1\ \frac{95,0}{35,3}$	$45,0\ \frac{60,8}{26,8}$
4	$45,3\ \frac{54,4}{39,3}$	$44,4\ \frac{53,4}{33,4}$	$43,7\ \frac{65,8}{29,0}$	$46,2\ \frac{59,1}{33,5}$	$43,9\ \frac{60,4}{26,6}$
5	$45,1\ \frac{54,1}{35,3}$	$44,9\ \frac{56,1}{33,7}$	$42,4\ \frac{62,3}{27,3}$	$46,6\ \frac{61,9}{32,7}$	$43,2\ \frac{63,0}{28,9}$
6	$43,6\ \frac{58,4}{34,3}$	$45,2\ \frac{65,4}{34,8}$	$41,7\ \frac{65,4}{27,5}$	$46,7\ \frac{64,8}{30,2}$	$41,9\ \frac{60,0}{27,2}$
7	$42,4\ \frac{52,8}{32,6}$	$44,0\ \frac{52,6}{33,6}$	$40,0\ \frac{62,3}{26,5}$	$47,6\ \frac{60,1}{29,8}$	$41,3\ \frac{64,7}{27,5}$
8	$43,2\ \frac{80,9}{34,5}$	$42,7\ \frac{55,6}{31,4}$	$40,2\ \frac{68,8}{25,2}$	$46,6\ \frac{62,2}{30,9}$	$40,3\ \frac{62,5}{28,3}$
9	$41,1\ \frac{51,0}{33,1}$	$41,8\ \frac{49,4}{30,7}$	$38,0\ \frac{70,4}{21,5}$	$45,0\ \frac{65,9}{28,2}$	$40,8\ \frac{74,8}{26,7}$
10	$41,5\ \frac{64,6}{33,8}$	$41,1\ \frac{53,9}{32,5}$	$40,5\ \frac{85,0}{23,9}$	$46,3\ \frac{61,7}{28,6}$	$38,8\ \frac{74,7}{27,1}$

[a] $\text{Mittelwert}\ \dfrac{\text{Maximalwert}}{\text{Minimalwert}}$

Tabelle 9. *Die Mittelwerte und die entsprechenden maximalen und minimalen Abweichungen[a] für pH-arteriell von je 10 Versuchspersonen pro Methode (bei Holger Nielsen nur 9 Versuchspersonen)*

Blutentnahmen	Mund-zu-Nase	Mund-zu-Mund	Thomsen	Holger Nielsen	Silvester-Brosch
1	7,348 $\frac{7,449}{7,262}$	7,349 $\frac{7,487}{7,239}$	7,384 $\frac{7,490}{7,213}$	7,353 $\frac{7,420}{7,249}$	7,340 $\frac{7,507}{7,278}$
2	7,321 $\frac{7,403}{7,242}$	7,321 $\frac{7,441}{7,191}$	7,316 $\frac{7,430}{7,195}$	7,321 $\frac{7,383}{7,323}$	7,316 $\frac{7,441}{7,264}$
3	7,347 $\frac{7,409}{7,269}$	7,342 $\frac{7,448}{7,249}$	6,350 $\frac{7,478}{7,198}$	7,332 $\frac{7,397}{7,250}$	7,341 $\frac{7,463}{7,258}$
4	7,343 $\frac{7,405}{7,289}$	7,347 $\frac{7,445}{7,256}$	7,364 $\frac{7,500}{7,218}$	7,347 $\frac{7,443}{7,247}$	7,352 $\frac{7,483}{7,260}$
5	7,353 $\frac{7,403}{7,294}$	7,351 $\frac{7,451}{7,261}$	7,372 $\frac{7,519}{7,218}$	7,345 $\frac{7,470}{7,225}$	7,354 $\frac{7,453}{7,247}$
6	7,366 $\frac{7,443}{7,284}$	7,353 $\frac{7,444}{7,268}$	7,383 $\frac{7,517}{7,213}$	7,347 $\frac{7,474}{7,219}$	7,365 $\frac{7,471}{7,243}$
7	7,371 $\frac{7,429}{7,311}$	7,359 $\frac{7,455}{7,274}$	7,391 $\frac{7,526}{7,205}$	7,344 $\frac{7,492}{7,215}$	7,375 $\frac{7,477}{7,244}$
8	7,366 $\frac{7,429}{7,300}$	7,350 $\frac{7,471}{7,267}$	7,392 $\frac{7,520}{7,188}$	7,352 $\frac{7,503}{7,225}$	7,371 $\frac{7,465}{7,228}$
9	7,380 $\frac{7,463}{7,307}$	7,370 $\frac{7,451}{8,296}$	7,409 $\frac{7,539}{7,173}$	7,342 $\frac{7,523}{7,219}$	7,380 $\frac{7,468}{7,175}$
10	7,384 $\frac{7,462}{7,275}$	7,381 $\frac{7,449}{7,300}$	7,411 $\frac{7,531}{7,133}$	7,342 $\frac{7,486}{7,217}$	7,390 $\frac{7,467}{7,160}$

a Mittelwert $\frac{\text{Maximalwert}}{\text{Minimalwert}}$

Beatmung bei allen Methoden – außer Holger Nielsen – in den Normbereich zwischen 7,38 bis 7,41 anstieg. Bei der Holger Nielsen-Methode lag
der pH nach 9 min auf 7,342. Der genaue Verlauf der Mittelwerte der
5 Beatmungsmethoden ist für pCO_2a in Tab. 8 (s. S. 40) und Abb. 18
(s. S. 39) dargestellt. Die pH-Werte finden sich in Tab. 9 (s. S. 41) und
Abb. 19.

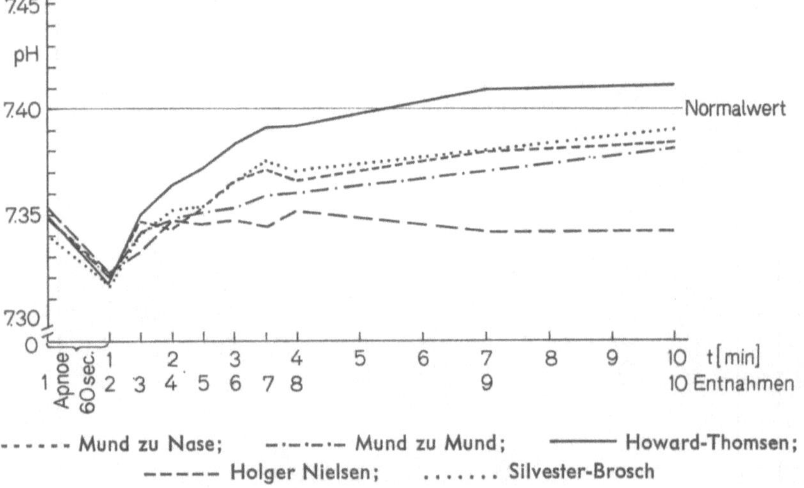

Abb. 19. Die Mittelwerte des arteriellen pH verhalten sich erwartungsgemäß
den Veränderungen des pCO_2a entsprechend. Die im Text diskutierte leichte
Acidose stellt sich deutlich dar

Die gefundenen Werte zeigen sowohl für das pCO_2a als auch für
den pH, daß im Mittel der Ausgangswerte (Entnahme 1) eine leichte
Hyperkapnie und respiratorische Acidose bestand. Betrachtet man hierzu
die ebenfalls leicht erniedrigten Ausgangswerte für den Sauerstoffpartialdruck, so läßt sich nicht ausschließen, daß trotz Normoventilation, die mit
dem Wright-Spirometer kontrolliert wurde, der Gasaustausch in den
Lungen nicht ganz ausreichend war. Die Erklärung dürfte darin liegen,
daß durch die mehrere Stunden andauernde Anaesthesie und horizontale
Lagerung des Patienten Perfusionsstörungen auftreten können. Hierzu
kommt außerdem die Möglichkeit einer Verteilungsstörung des Venti-
lations-Perfusions-Verhältnisses, die durch die bei den Thoraxkompressio-
nen entstehenden Atelektasen hervorgerufen wird. Da bei der vorliegenden
Untersuchung jedoch nicht die absoluten Werte, sondern die relativen
Unterschiede interessieren, dürften die beschriebenen Veränderungen der
Ausgangswerte die Aussagekraft der gefundenen Ergebnisse nicht wesentlich beeinflussen.

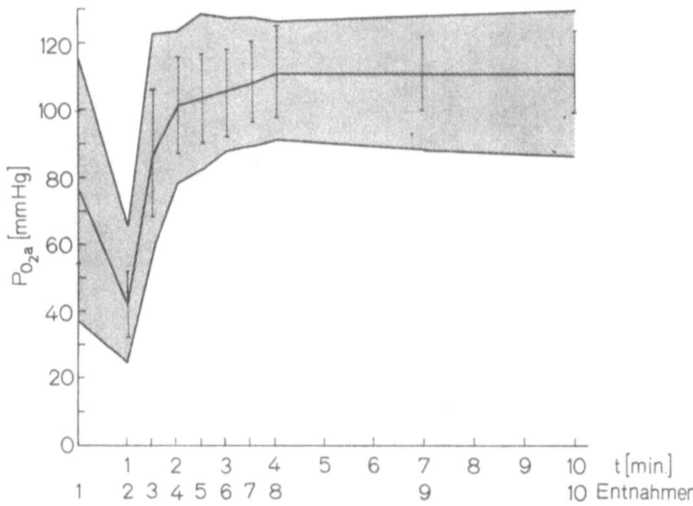

Abb. 20. a Die maximalen und minimalen Einzelwerte sind als Schwankungen um den Mittelwert dargestellt. Außerdem ist für jeden einzelnen Meßwert die direkte, einfache Standardabweichung vom Mittelwert eingezeichnet. Die Abbildung zeigt die Werte für pO_2a bei der Mund-zu-Nase-Beatmung. In den Abb. 20b–20e sind die entsprechenden Werte der vier anderen Beatmungsmethoden graphisch dargestellt. Neben den großen Schwankungen der Einzelwerte bei den manuellen Methoden ist auffällig, daß bei allen diesen Methoden Einzelwerte gefunden wurden, die zwischen der vierten und zehnten Minute unter die kritische Schwelle von 30 Torr absinken

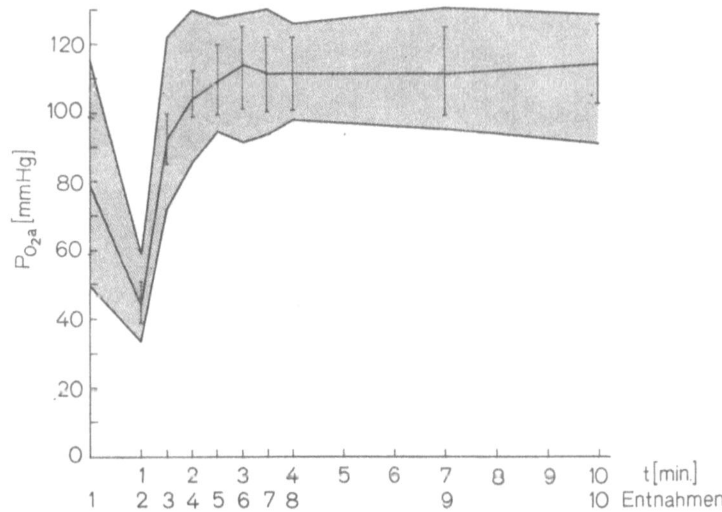

Abb. 20 b. Die Einzelstreuung und Standardabweichung vom Mittelwert des pO_2a bei der Mund-zu-Mund-Beatmung (s. Abb. 20a)

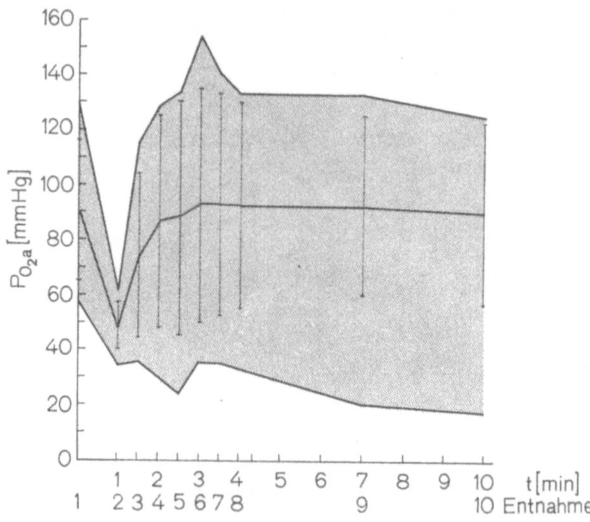

Abb. 20c. Die Einzelstreuung und Standardabweichung vom Mittelwert des pO₂a bei der Howard-Thomsen-Methode (s. Abb. 20a). Die Entnahme 6 (154 Torr) repräsentiert einen Entnahmefehler

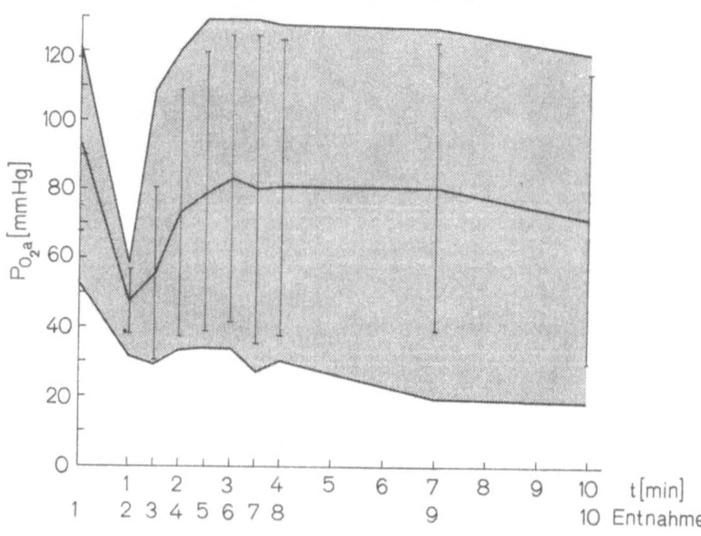

Abb. 20d. Die Einzelstreuung und Standardabweichung vom Mittelwert des pO₂a bei der Holger Nielsen-Methode (s. Abb. 20a)

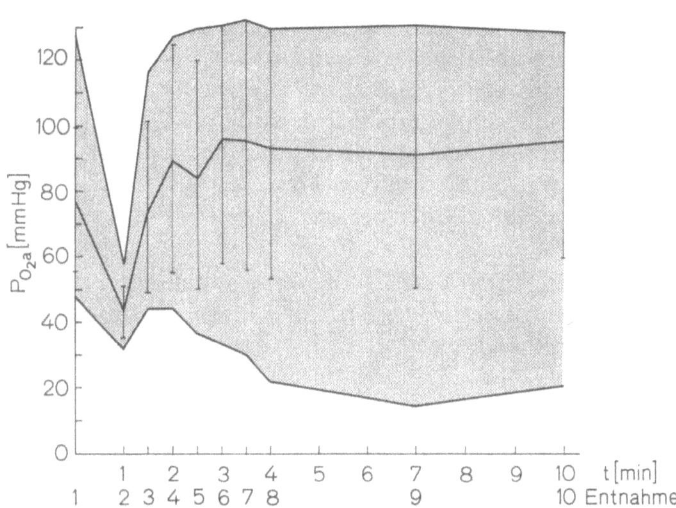

Abb. 20e. Die Einzelstreuung und Standardabweichung vom Mittelwert des
pO$_2$a bei der Silvester-Brosch-Methode (s. Abb. 20a)

*Die Streuung der Blutgaswerte bei der einzelnen Versuchsperson
in Abhängigkeit von der Beatmungsmethode*

Bei der Beurteilung dieser Ergebnisse wurden nur die 9 Versuche berücksichtigt, bei denen an einer Versuchsperson die Beatmung mit allen Methoden durchgeführt wurde.

1. pO$_2$a. Die Streuung der einzelnen O$_2$-Drucke um die errechneten
Mittelwerte verhielt sich unterschiedlich bei den einzelnen Methoden. Für
den Ausgangswert (Entnahme 1) und den Wert am Ende der 60-sec-Apnoe
(Entnahme 2) bestanden für die einzelnen Methoden erwartungsgemäß
keine großen Unterschiede. Erst bei Beginn der Beatmung wird deutlich,
daß die Streuung bei den Methoden der Atemspende geringer wird und
bei den 9 Versuchspersonen etwa ± 20 Torr beträgt. Demgegenüber verhalten sich die O$_2$-Drucke bei den manuellen Methoden entgegengesetzt.
Hier nimmt die Streuung während der Beatmungszeit deutlich zu und erreicht Werte, die vom Mittelwert aus gerechnet nach oben bis über 40 Torr
und nach unten über 70 Torr betragen. Besonders bei der Methode nach
Holger Nielsen wird eine breite Streuung sichtbar. Die verschiedenen Streu-
ungsbreiten sind in den Abb. 20a bis 20e für die einzelnen Methoden
dargestellt. Die zahlenmäßige Übersicht zeigt die Tab. 4. Hier befinden sich
die Minimal- und Maximalwerte der Streuung hinter den Mittelwerten.

Es kann auf Grund dieser Ergebnisse gesagt werden, daß mit der Atemspende bei allen Versuchspersonen eine ausreichende, gleichmäßige Venti-

lation erreicht wird. Die manuellen Verfahren dagegen erlauben nur in einigen Fällen eine ausreichende Ventilation. Demgegenüber stehen aber auch Fälle, in denen die Ventilation so insuffizient ist, daß die arteriellen Sauerstoffdrucke z. T. auf Werte absinken, die die von THEWS [171] beschriebene kritische Schwelle von 30 Torr im arteriellen Blut unterschreiten (!). Die Wiederbelebung wird damit in Frage gestellt, da die anoxischen, cerebralen Schäden möglicherweise irreversibel sind (SCHNEIDER [158]).

2. O_2-Sättigung. Das Verhalten der O_2-Sättigung entspricht dem des pO_2a. Sofort nach Einsetzen der Beatmung liegen die Sättigungswerte bei den Methoden der Atemspende nur um wenige Prozent über oder unter dem von COMROE [24] angegebenen Normalwert von 97%. Die manuellen Methoden dagegen zeigen, daß z. T. eine sehr gute Sauerstoffsättigung erreicht wird, z. T. aber die Werte in kritische Bereiche abfallen (unter 50% im arteriellen Blut). Genau wie bei den Sauerstoffdrucken werden die Schwankungen um den Mittelwert mit der fortschreitenden Beatmung größer. Zwischen Minimal- und Maximalwerten bestehen Differenzen bis über 70% (Tab. 5, Abb. 21 a–e).

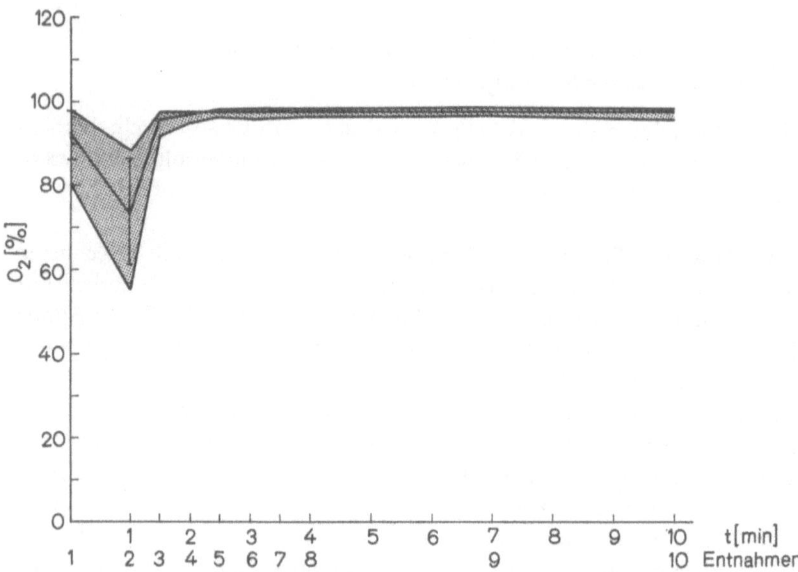

Abb. 21a. Die Einzelstreuung und Standardabweichung vom Mittelwert bei der arteriellen Sauerstoffsättigung während der Beatmung von Mund zu Nase. Entsprechend den Verähltnissen bei pO_2a unterscheiden sich auch hier die Atemspende und die manuellen Methoden. Deutlich ist das Absinken der Einzelwertschwankungen bei den manuellen Methoden mit fortschreitender Beatmungszeit. Demgegenüber ist die O_2-Sättigung *aller* Versuchspersonen bei der Atemspende nach 30–60 sec Beatmung im Normalbereich (s. Abb. 21 b–21 e)

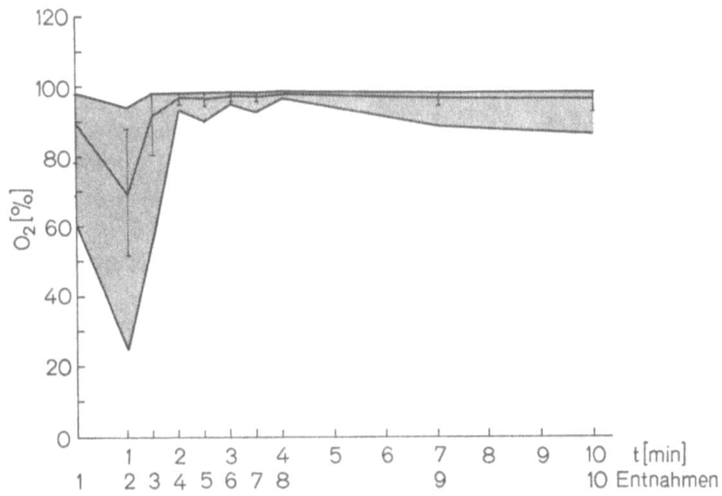

Abb. 21b. Die Einzelstreuung und Standardabweichung vom Mittelwert der O$_2$-Sättigung bei der Mund-zu-Mund-Methode (s. Abb. 21a)

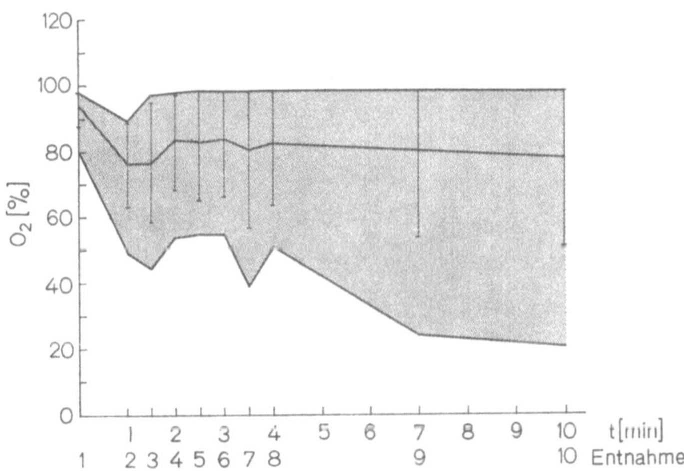

Abb. 21c. Die Einzelstreuung und Standardabweichung vom Mittelwert der O$_2$-Sättigung bei der Howard-Thomsen-Methode (s. Abb. 21a)

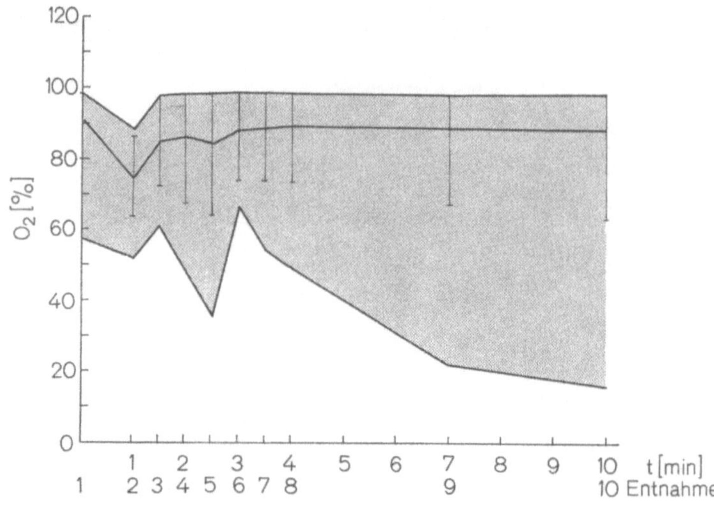

Abb. 21 d. Die Einzelstreuung und Standardabweichung vom Mittlewert der O$_2$-Sättigung bei der Holger Nielsen-Methode (s. Abb. 21 a)

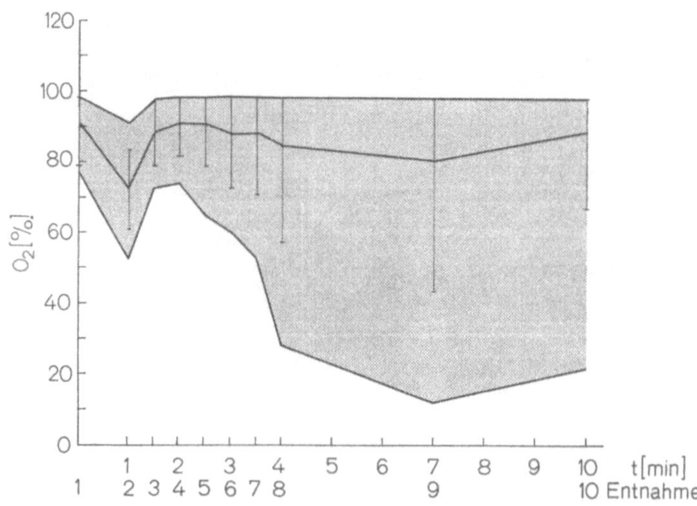

Abb. 21 e. Die Einzelstreuung und Standardabweichung vom Mittelwert der O$_2$-Sättigung bei der Silvester-Brosch-Methode (s. Abb. 21 a)

Auch hier zeigt sich auf Grund der Streuung, daß die Beatmung von Mund-zu-Nase bzw. Mund-zu-Mund in allen Fällen effektiv ist, während bei den manuellen Methoden die Ventilation der Lungen z. T. völlig insuffizient ist.

3. pCO_2a und arterieller pH. Für keine der untersuchten Methoden lassen sich Streuungswerte finden, die sie von den anderen Methoden deutlich unterscheiden. Jedoch besteht auch hier eine etwas breitere Schwankung bei den manuellen Methoden verglichen mit der der Atemspende. Bei allen 5 Methoden bestehen Tendenzen zur respiratorischen Acidose, wobei die gefundenen Höchstwerte für pCO_2a und Tiefstwerte für pH bei den manuellen Methoden zu finden sind (Tab. 8 und 9, Abb. 22a–e, 23a–e).

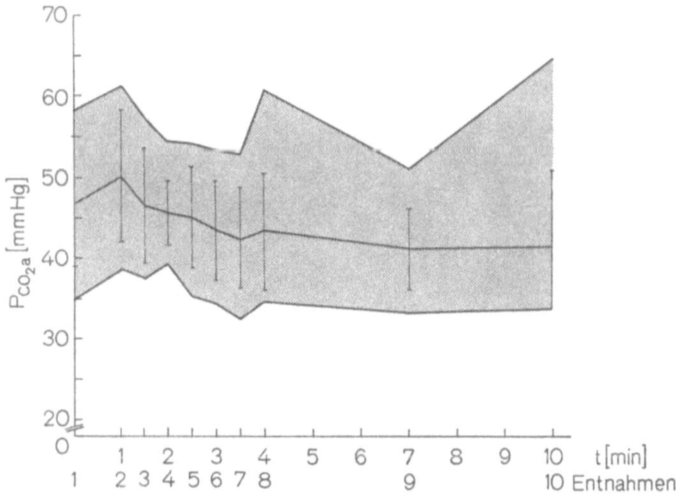

Abb. 22a. Die Einzelstreuung und einfache Standardabweichung vom Mittelwert für pCO_2a bei der Mund-zu-Nase-Methode. Wenngleich die Maximalschwankungen bei den manuellen Methoden eine stärker ausgeprägte Hyperkapnie zeigen als die der Atemspende, so ließen sich statistische Unterschiede zwischen den 5 Beatmungsmethoden nicht nachweisen (s. Abb. 22b–22e)

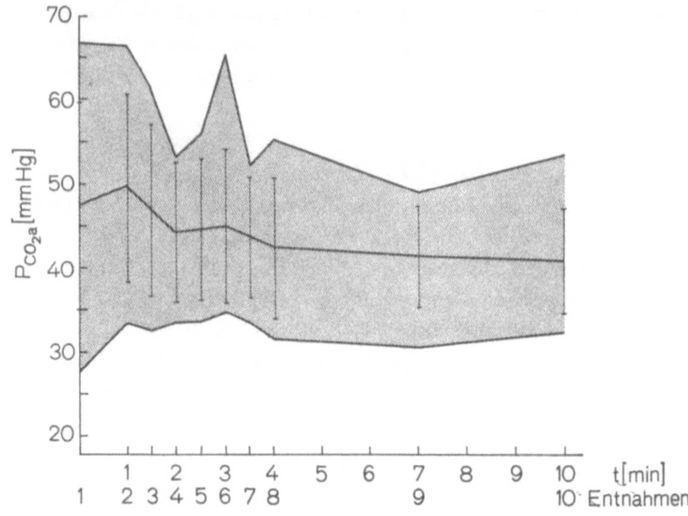

Abb. 22b. Die Einzelstreuung und Standardabweichung vom Mittelwert des pCO_2a bei der Mund-zu-Mund-Beatmung (s. Abb. 22a)

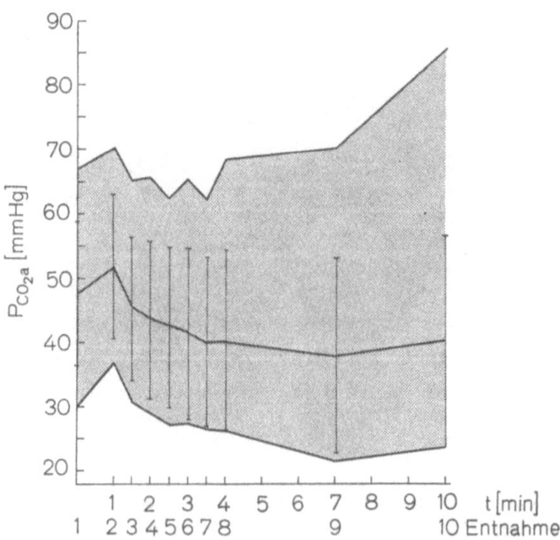

Abb. 22c. Die Einzelstreuung und Standardabweichung vom Mittelwert des pCO_2a bei der Howard-Thomsen-Methode (s. Abb. 22a)

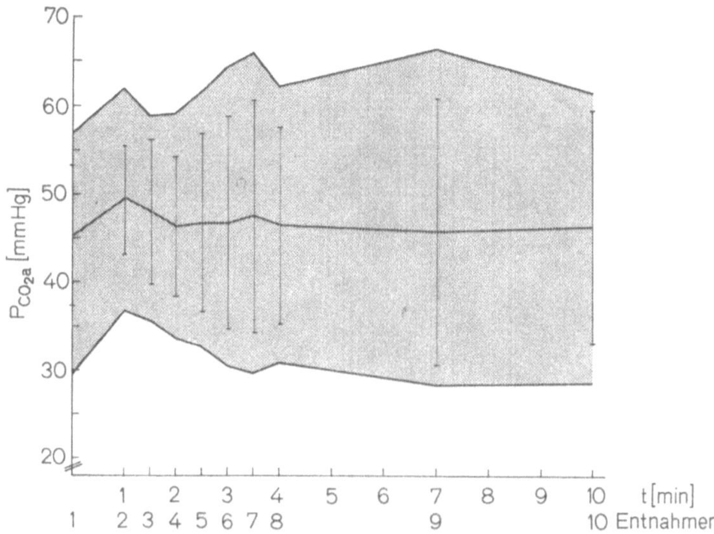

Abb. 22d. Die Einzelstreuung und Standardabweichung vom Mittelwert des pCO$_2$a bei der Holger Nielsen-Methode (s. Abb. 22a)

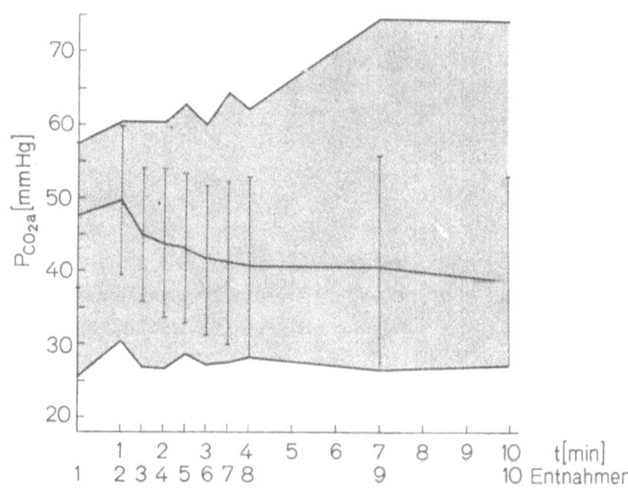

Abb. 22e. Die Einzelstreuung und Standardabweichung vom Mittelwert des pCO$_2$a bei der Silvester-Brosch-Methode (s. Abb. 22a)

4*

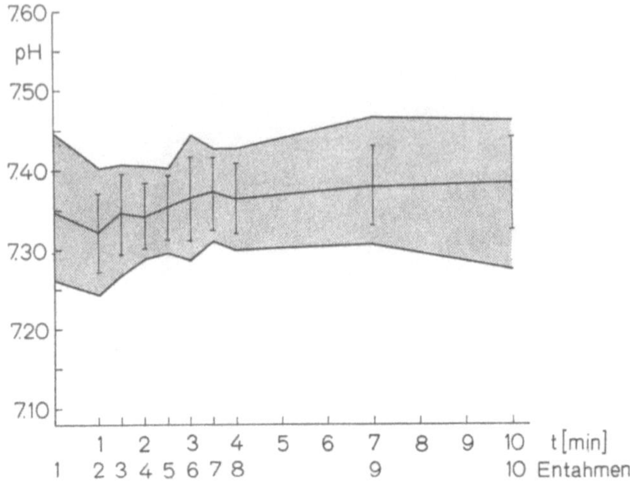

Abb. 23 a. Die Einzelstreuung und einfache Standardabweichung vom Mittelwert des arteriellen pH bei der Mund-zu-Nase-Methode. Entsprechend den Werten des pCO_2a ließen sich keine statistisch gesicherten Unterschiede zwischen den 5 Beatmungsmethoden feststellen. Jedoch ist auch hier auffällig, daß die Schwankungsbreite bei den manuellen Methoden größer ist als bei der Atemspende (s. Abb. 23a–23e)

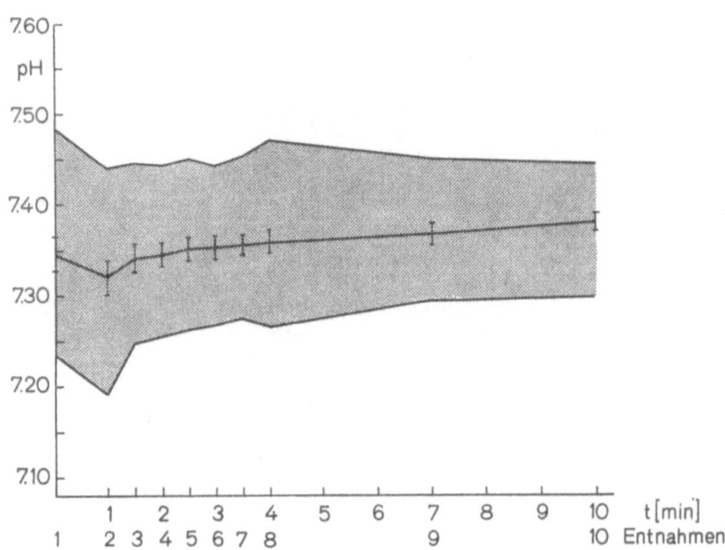

Abb. 23 b. Die Einzelstreuung und Standardabweichung vom Mittelwert des pH (art.) bei der Mund-zu-Mund-Methode (s. Abb. 23a)

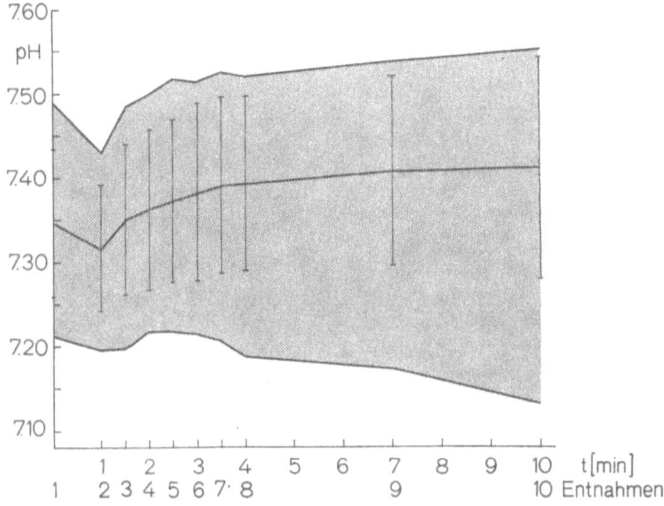

Abb. 23 c. Die Einzelstreuung und Standardabweichung vom Mittelwert des pH
(art.) bei der Howard-Thomsen-Methode (s. Abb. 23 a)

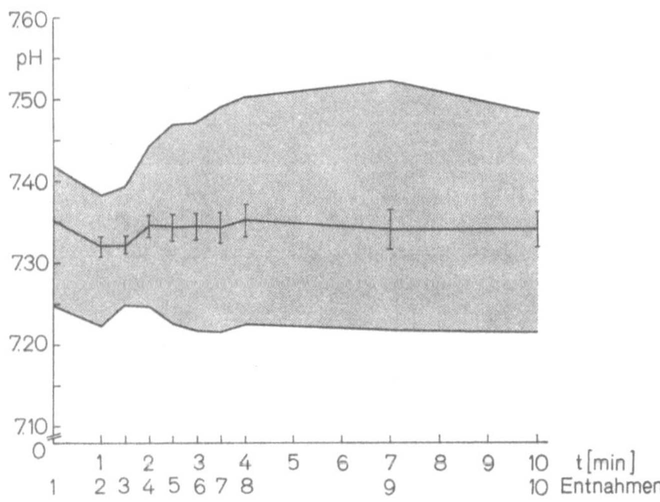

Abb. 23 d. Die Einzelstreuung und Standardabweichung vom Mittelwert des pH
(art.) bei der Holger Nielsen-Methode (s. Abb. 23 a)

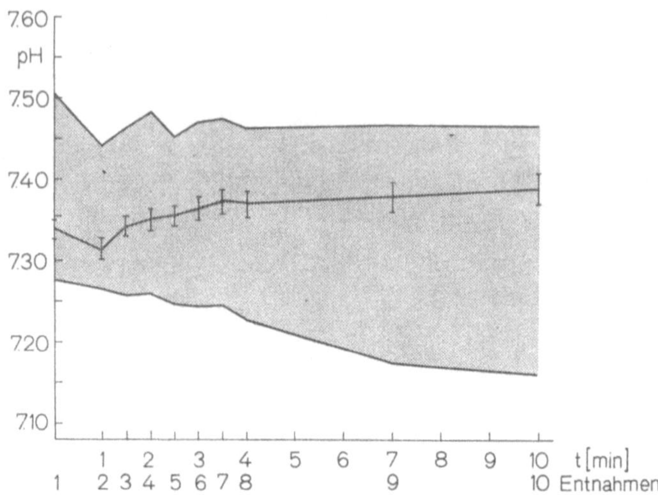

Abb. 23e. Die Einzelstreuung und Standardabweichung vom Mittelwert des pH (art.) bei der Silvester-Brosch-Methode (s. Abb. 23a)

Ergebnisse der dreifachen Varianzanalysen

1. O_2-Partialdruck. Zwischen den Methoden bestehen gesicherte Unterschiede ($P < 0,005$). Gleichfalls bestehen gesicherte Unterschiede zwischen den Versuchspersonen ($P < 0,001$) und den Entnahmezeiten ($P < 0,01$). Die Wechselwirkung Methoden-Versuchspersonen ist gleichfalls mit $P < 0,01$ gesichert, d. h. die Versuchspersonen reagierten unterschiedlich auf die einzelnen Beatmungsmethoden. Diese Wechselwirkung beschreibt, daß *alle* Versuchspersonen sich durch die Atemspende ausreichend beatmen ließen, während *einige* Versuchspersonen durch die Thoraxdruckverfahren nur ungenügend beatmet werden konnten.

Um weiteren Aufschluß über die Unterschiede zwischen den Beatmungsmethoden zu erhalten, wurde die Summe der Abweichungsquadrate (SAQ) zwischen den Methoden in verschiedene Orthogonalsysteme zerlegt. Im ersten System (Tab. 10) prüft der erste Vergleich die Unterschiede zwischen den beiden direkten Methoden, der zweite Vergleich die Differenz zwischen den beiden manuellen Verfahren mit den größten Unterschieden. Außerdem wird im Vergleich Nr. 4 die Differenz zwischen direkten und manuellen Methoden insgesamt geprüft. Die Tab. 10 zeigt, daß die Varianz zwischen den Methoden fast ausschließlich durch die Differenz zwischen den direkten und den manuellen Methoden bedingt ist. Die Differenz zwischen der Mund-zu-Nase- und Mund-zu-Mund-Methode ist nicht gesichert. Die Differenz zwischen Holger Nielsen und der manuellen Methode mit dem höchsten Mittelwert (Silvester) liegt etwas unterhalb der 5%-Grenze, d. h. diese ist nur mit Vorbehalt als auffällig zu bezeichnen. Die 2. Zer-

Tabelle 10. *Orthogonaler Vergleich I für* pO_2 *(s. Text Seite 54)*

	Vergleich	Berechnung	MAQ	P	F
1	Mund-zu-Nase – Mund-zu-Mund	$36\,(x_1 - x_2)^2$	237,8	0,0	—
2	Silvester-Brosch Holger Nielsen	$36\,(x_4 - x_5)^2$	11820,9	4,0	—
3		$12\,(x_4 + x_5 - 2x_3)^2$	47,0	0,0	—
4	Direkte Methoden – manuelle Methoden	$\dfrac{12}{5}\,(3x_1 + 3x_2 - 2x_3 - 2x_4 - 2x_5)^2$	57133,0	19,5	<0,001
	Divisor: MAQ_{12}		69238,7 2928,0		

Tabelle 11. *Orthogonaler Vergleich II für* pO_2 *(s. Text S. 56)*

	Vergleich	Berechnung	MAQ	F	P
1	Mund-zu-Nase – Mund-zu-Mund	$36\,(x_1 - x_2)^2$	237,8	0,0	—
2	Howard-Thomsen – Silvester-Brosch	$36\,(x_3 - x_5)^2$	2344,5	0,8	—
3	(M-z-N – M-z-M) – (HO-TH – SIL-B)	$18\,(x_1 + x_2 - x_3 - x_5)^2$	31812,5	10,9	0,001
4		$3,6\,(x_1 + x_2 + x_3 + x_5 - 4x_4)^2$	34843,1	11,9	0,001
	Divisor: MAQ_{12}		69237,9 2928,0		

legung (Tab. 11) zeigt, daß die beiden manuellen Verfahren mit den höchsten Mittelwerten (Sivester-Brosch, Howard-Thomsen) sich gesichert von der Atemspende unterscheiden. Die weiteren Vergleiche dieser Zerlegung bringen keine zusätzliche Information.

2. Sauerstoffsättigung. Die Ergebnisse entsprechen im wesentlichen denen des Sauerstoffpartialdruckes. Die orthogonale Zerlegung erfolgte in gleicher Weise wie beim Sauerstoffpartialdruck. Auch hier ergeben sich übereinstimmende Ergebnisse.

3. pCO_2. Hierbei lassen sich keine Unterschiede zwischen den Methoden nachweisen. Gesicherte Unterschiede bestehen zwischen den Versuchspersonen ($P < 0{,}001$), den Entnahmezeiten ($P < 0{,}001$). Die Wechselwirkung Versuchsperson-Methoden ist auch hier gesichert ($P < 0{,}001$). Weitere Wechselwirkungen lassen sich nicht nachweisen.

4. pH-Werte. Das Ergebnis stimmt mit dem des CO_2-Partialdrucks überein.

Ergebnisse der Streuungsvergleiche

Für die Sauerstoffpartialdrucke und die O_2-Sättigung zeigen sich gesicherte Unterschiede der Streuung zwischen den Versuchspersonen bei der Atemspende einerseits und den manuellen Methoden andererseits ($P < 0{,}001$). Zwischen den direkten Methoden selbst und ebenfalls innerhalb der manuellen Methoden lassen sich keine Unterschiede der Streuung zwischen den Versuchspersonen nachweisen.

Die direkten Standardabweichungen als Ausdruck der Streuung zwischen den Versuchspersonen verhielten sich bei pO_2 und der O_2-Sättigung folgendermaßen:

Methode:	direkte Standardabweichung (s): für	
	pO_2a	$O_2\%$ (art.)
1. Mund-zu-Nase	10,65	1,32
2. Mund-zu-Mund	12,76	4,63
3. Howard-Thomsen	34,67	14,89
4. Holger Nielsen	33,78	18,86
5. Silvester-Brosch	33,67	15,56

Die relative Standardabweichung wurde nicht berechnet, da die Mittelwerte bei den einzelnen Methoden nur in geringem Grade schwanken.

Die entsprechenden Werte für pCO_2a und den arteriellen pH ergaben keine statistische Signifikanz.

E. Diskussion der eigenen Ergebnisse
im Vergleich zu früheren Untersuchungen

Als Voraussetzung eines Vergleiches der in der vorliegenden Untersuchung gefundenen Ergebnisse mit denen anderer Untersucher ist es erforderlich, daß zumindest die Versuchsanordnungen den gleichen Aufbau haben. Beim Studium der reichhaltig vorhandenen Literatur stellte sich heraus, daß die meisten experimentellen Untersuchungen über die Wiederbelebung der Atmung unter Versuchsbedingungen durchgeführt wurden, die entweder nicht den Gegebenheiten der echten Notfallsituation entsprachen oder auf Grund der gemessenen Parameter keine brauchbaren Reproduktionen lieferten. Daher müssen von vornherein die Untersuchungen ausgelassen werden, bei denen Hilfsmittel wie die endotracheale Intubation, Güdeltuben oder Doppel-S-Tuben zum Freihalten der Atemwege verwendet wurden. Indiskutabel sind die Untersuchungen, die an Versuchspersonen mit hyperventilatorischer Apnoe durchgeführt wurden. Auch jene Experimente, bei denen man sich nur auf exspiratorische Volumenmessungen beschränkte, sollen wegen der unsicheren Aussagekraft über die alveoläre Ventilation (Zunahme der Totraumventilation bei Erhöhung der Beatmungsfrequenz) keine Berücksichtigung finden.

Damit bleiben aus der Vielzahl der Veröffentlichungen nur einige Untersuchungen übrig, bei denen an narkotisierten, apnoeischen Versuchspersonen ohne jegliche Verwendung von Hilfsmitteln der Effekt der Beatmung auf Grund von arteriellen Blutgasanalysen durchgeführt wurde.

SAFAR [140] berichtete 1958 über Versuche an 25 Personen, die narkotisiert und curarisiert waren und von Mund-zu-Mund über eine Zeitdauer von länger als $^1/_2$ Std beatmet wurden. Er fand bei Atemvolumina von über 1500 ml eine arterielle Sauerstoffsättigung zwischen 97 und 100%. Die endexspiratorischen CO_2-Konzentrationen betrugen 4–5%. Im gleichen Jahre berichteten ELAM und GREENE [35] über Versuche an 29 Versuchspersonen, die in Narkose curarisiert wurden. Die Sauerstoffsättigung im arteriellen Blut betrug 93,7%, und das arterielle pCO_2 lag im Mittel bei 26,6 Torr. Jedoch benutzte er für die Beatmung nicht die Mund-zu-Mund-, sondern die Mund-zu-Maske-Methode.

1959 und 1960 veröffentlichten POULSEN et al. [122, 123] ihre vergleichenden Untersuchungen an narkotisierten und curarisierten Patienten. Während einer 2–3 stündigen Versuchsperiode wurden 5 Patienten von Mund-zu-Mund und nach der Methode Holger Nielsen beatmet. In 4 der 5 Fälle erbrachte die Mund-zu-Mund-Beatmung eine gute Ventilation, während nur in einem Fall die Holger Nielsen-Methode eine ausreichende Ventilation ermöglichte. Die Sauerstoffsättigung und der CO_2-Partialdruck lagen bei der Atemspende im Bereiche der Norm, während bei der Beatmung nach Holger Nielsen eine Hyperkapnie mit pCO_2-Werten über 50 Torr beobachtet wurde, und die Sauerstoffsättgung bis auf 80% abfiel. Aus der Tatsache, daß bei diesen Versuchen, die Holger Nielsen-Methode nur mit einer Frequenz von 12/min durchgeführt wurde, schließen die Untersucher, daß die Erhöhung der Atemfrequenz auf 18–20 auch hier eine ausreichende alveoläre Ventilation ermöglichen würde.

NOVIANT [117] beatmete 5 narkotisierte und curarisierte Patienten nach einer 3minütigen Apnoe über 3 min von Mund-zu-Mund. Sie stellte bei ihren Untersuchungen fest, daß die Sauerstoffsättigung von Werten zwischen 50 und 82% auf 91–96% anstieg. Das pCO_2 sank von Werten zwischen 40 und 77 Torr auf 34–49 Torr ab. Die pH-Werte änderten sich entsprechend, blieben jedoch im Mittel leicht acidotisch.

Die Arbeitsgruppe ULMER [175, 176, 177] berichtete 1961 über vergleichende Untersuchungen bei Beatmung mit der Atemspende, der Methode nach Holger Nielsen und Silvester-Brosch. In diesen Versuchen wurden die Patienten teilweise mit und teilweise ohne Intubation curarisiert und anschließend beatmet. Bei 3 Patienten, die ohne Intubation nach Holger Nielsen beatmet wurden, ließen sich keine normalen Blutgaswerte erreichen. Nur wenn die oberen Luftwege künstlich freigehalten wurden, war eine Beatmung möglich. Nach Silvester-Brosch ließ sich von 3 Patienten nur einer ausreichend beatmen. In diesem Falle lag die arterielle Sauerstoffsättigung bei 98%, während das alveoläre pCO_2 53 Torr betrug. Die Untersuchungen während der Beatmung von Mund-zu-Mund, auch bei atypischer Lagerung des Probanden (Seitenlagerung), ergaben Werte für die Sauerstoffsättigung, die über 90% lagen. Die pCO_2a-Werte betrugen 35–40 Torr.

Bei dem Vergleich unserer Untersuchungen mit den bisher durchgeführten Experimenten läßt sich sagen, daß die eigenen Ergebnisse sich in bezug auf die beiden Methoden der Atemspende mit denen der anderen Untersucher decken. Eine schnelle Reoxygenierung, die innerhalb einer Minute zu normalen Sauerstoffspannungen im arteriellen Blut führt, läßt sich jederzeit gewährleisten. Auch die nach einer 60-sec-Apnoe bestehende mäßige Hyperkapnie wird schnell normalisiert. Hingegen lassen sich keine Vergleiche zwischen früheren und den eigenen Untersuchungen in bezug auf die manuellen Methoden finden. Entweder wurden sie ohne Hilfsgerät unter korrekten Bedingungen bisher niemals untersucht (z. B. Howard-Thomsen), oder aber das Material war zu gering, und die Beatmungszeiten waren zu kurz (ULMER [175]). Eine Untersuchung, bei der alle z. Z. gelehrten Wiederbelebungsmethoden der Atmung auf Grund der Versuchsplanung und des Versuchsablaufes so durchgeführt wurden, daß sie einen objektiven Vergleich aller Methoden untereinander zulassen, konnte in der Literatur nicht gefunden werden. Die bei der vorliegenden Untersuchung gefundenen Ergebnisse zeigen deutlich, daß die Mund-zu-Nase- und Mund-zu-Mund-Beatmung eine gleich gute pulmonale Ventilation ermöglichen und darüber hinaus den manuellen Beatmungsverfahren deutlich überlegen sind. Es kann auf Grund des Vergleiches der manuellen Verfahren untereinander keine Aussage darüber gemacht werden, welche Methode die effektivste ist. Es besteht jedoch ein Anhalt dafür, daß das Beatmungsverfahren nach Holger Nielsen den geringsten ventilatorischen Effekt hat, während sich die Methoden nach Howard-Thomsen und Silvester-Brosch nicht unterscheiden.

Die Nachteile der manuellen Verfahren liegen in erster Linie in der Gefahr der Verlegung der oberen Luftwege durch die Zunge. Dies gilt sowohl für die Rücken- als auch für die Bauchlage. Untersuchungen von SAFAR [141, 142] und RUBEN [135, 133, 134] haben dies deutlich gezeigt. Ein weiterer Nachteil der manuellen Beatmungsmethoden ergibt sich daraus, daß bei ihnen durch die aktive Exspiration das exspiratorische Reservevolumen ausgenutzt wird, welches bedeutend kleiner ist als das inspiratorische Reservevolumen, das bei der Atemspende als Kapazität zur Verfügung steht (BRETSCHNEIDER [8]), und damit der Ventilationskoeffizient verhältnismäßig klein bleibt. Weiterhin fallen die Zwerchfellexkursionen, die für zwei Drittel des zu fördernden Atemvolumens verantwortlich sind bei den manuellen Beatmungsmethoden nicht nur aus, sondern es kommt zur paradoxen Zwerchfellbewegung (Aufwärtsbewegung während der Inspiration und Abwärtsbewegung während der Exspiration) (BRETSCHNEIDER [8]), was den Gasaustausch noch weiter einschränkt.

V. Untersuchungen über die Laientauglichkeit verschiedener Methoden der Wiederbelebung der Atmung ohne Hilfsgerät

1. Belastung

a) Methodik. Anhand klinischer Werte soll festgestellt werden, inwieweit sich die fünf Methoden in der körperlichen Belastung des Beatmers unterscheiden, wenn sie über eine Stunde durchgeführt werden.

Da die Auswertung der Ergebnisse nach statistischen Verfahren erfolgen sollte [97, 98, 99], war in der Versuchsplanung auf Einfachheit und Zweckmäßigkeit zu achten. Außerdem mußte bedacht werden, daß bei gegebenem Aufwand der Einfluß möglichst vieler Streuungsfaktoren abgegrenzt werden kann. Als Streuungsfaktoren mußten angenommen werden:

1. Konstitution (Unterschiede zwischen den Versuchspersonen): Körperliche Konstitution und manuelle Geschicklichkeit sind individuell unterschiedlich; jede Versuchsperson muß daher sämtliche zur Diskussion stehende Methoden durchführen.

2. Gewöhnung (Unterschiede zwischen den Verfahren): Gewöhnung an die Versuchsbedingungen führt dazu, daß die zuletzt durchgeführten Verfahren mit von dem Durchschnitt stark abweichenden Aufwand (höherem oder geringerem) ausgeführt werden; die Reihenfolge der einzelnen Methoden muß daher bei den einzelnen Versuchspersonen unterschiedlich sein.

3. Umweltbedingungen (Unterschiede zwischen den Versuchstagen): Da wegen der erheblichen körperlichen Belastung pro Tag von jeder Versuchsperson nur je eine Methode durchgeführt werden kann, müssen auch Einflußfaktoren, wie z. B. die täglich unterschiedliche Raumtemperatur, beachtet werden.

Sollen diese Einflußfaktoren berücksichtigt werden, so ist die Anordnung des Versuches im lateinischen Quadrat am zweckmäßigsten [105]. In der vorliegenden Versuchsanordnung wurden zwei Blöcke mit je fünf Versuchspersonen gebildet. An jedem von fünf Versuchstagen wurde jede der fünf zu untersuchenden Beatmungsmethoden von je zwei Versuchspersonen in zufälliger Reihenfolge durchgeführt (jede Versuchsperson hatte zwar alle Verfahren durchzuführen, jedes aber nur einmal).

Zur Beurteilung der körperlichen Belastung brauchten spirometrische Messungen nicht vorgenommen zu werden, da hier nicht beabsichtigt war, den absoluten Energieverbrauch der Beatmer zu bestimmen, sondern es sollte lediglich untersucht werden, wie sich die Methoden relativ zueinander verhalten. Es wäre bei diesen Versuchen auch gar nicht möglich gewesen, spirometrische Messungen über die CO_2-Produktion und den Sauerstoffverbrauch vorzunehmen, da die Beatmer in ihrer Tätigkeit nicht nur behindert worden wären, sondern auch die apparatelose Durchführung der Atemspende unmöglich geworden wäre. Bei diesen Versuchen war es ausreichend, die Belastung der Beatmer während des einstündigen Versuchs nach den Veränderungen der *Puls-* und *Atemfrequnez*, des *systolischen Blutdruckes*, des *Gewichtes* (durch Transpiration) und der *Körpertemperatur* (oral) zu beurteilen.

b) Durchführung. Zehn Freiwillige der Bundeswehr im Alter von 19 bis 24 Jahren (Mittel 21) wurden in einem zweistündigen Kurs in den Methoden unterwiesen. Die Atemspende wurde am Ambu-Phantom gelehrt und geübt. Für das Erlernen der drei manuellen Methoden hatten sich weitere sechs Bundeswehrsoldaten als passive Versuchspersonen zur Verfügung gestellt. Der Unterricht wurde erst beendet, als alle zehn Versuchspersonen jede der fünf Beatmungsmethoden exakt beherrschten, d. h. sie fehlerfrei vorführen konnten. Schon bei diesem Kurzlehrgang hatte sich gezeigt, daß im *Unterricht etwa dreimal soviel Zeit für das Erlernen der manuellen Verfahren wie für die Atemspende benötigt wurde.*

An den folgenden fünf Tagen wurden die Bundeswehrsoldaten jeweils am Morgen zwischen 8 und 10 Uhr zu der eigentlichen Belastungsprobe einberufen. Alle zehn Versuchspersonen waren einheitlich mit Badehose, Unterhemd, Trainingsanzug und Turnschuhen bekleidet. Sie hatten an diesen Vormittagen keinen Dienst zu tun, traten also frisch und gut ausgeruht zu der Belastungsprobe an. Nach einer Viertelstunde Ruhe wurden Puls, Blutdruck, Atemfrequenz und Körpertemperatur gemessen und das Gewicht (in Badehose) bestimmt.

Vier Ambu-Phantome und sechs „Phantompersonen" mittlerer Größe lagen am Boden auf Gymnastikmatten als Beatmungsobjekte bereit. Auf Kommando begannen nun die zehn Beatmer die an dem jeweiligen Tag für sie vorgesehene Methode auszuführen. Während des einstündigen Versuches wurde streng darauf geachtet, daß alle Beatmungsarten lege artis durchgeführt wurden. Bei den manuellen Methoden war es nicht immer möglich, sofort festzustellen, wenn einer der Beatmer im „Schongang" arbeitete, denn bei genauer Kenntnis der Handgriffe ist es den Versuchspersonen möglich, sich zwischendurch unauffällig kurzfristig auszuruhen. Das beeinflußte jedoch die Versuchsergebnisse nicht wesentlich, wie sich herausstellte.

Um einen gleichmäßigen und gleichbleibenden Beatmungsrhythmus aufrechtzuerhalten, war ein Metronom in dem Untersuchungsraum aufgestellt, nach dem für alle manuellen Verfahren eine Frequenz von 18/min eingehalten werden mußte (die Frequenz des Metronoms war allerdings viermal so hoch, entsprechend den Kommandos „21, 22, 23, 24" bei den einzelnen Methoden). Bei den Methoden der Atemspende war nach der Uhr eine Frequenz von 15/min einzuhalten.

Zwei Personen des Klinikpersonals maßen während des ganzen Versuches alle 10 min Puls, Blutdruck und Atemfrequenz der Beatmer. Um Meßdifferenzen auszugleichen geschah dies umschichtig, so daß zwei aufeinanderfolgende Werte nie von demselben Untersucher bestimmt wurden. Der Bestimmungsfehler zwischen den Versuchen ist somit ein Teil der Streuung zwischen den Versuchspersonen. Unmittelbar nach der letzten Messung (nach 60 min) wurde noch einmal die Körpertemperatur jeder Versuchsperson gemessen, ihr Gewicht festgestellt (nachdem sie sich abgetrocknet hatten) und 15 min nach Versuchsende wiederum Puls, Blutdruck und Atemfrequenz bestimmt. Außerdem wurde vor und nach dem Versuch die Raumtemperatur notiert.

c) Ergebnisse

1. Objektiv: Der Beurteilung der Ergebnisse nach der mehrfachen Varianzanalyse seien einige Bemerkungen zur statistischen Terminologie vorangestellt.

Bei der Auswertung der Versuchsergebnisse muß verifiziert werden, ob der Unterschied zwischen den Mittelwerten zweier oder mehrerer Gruppen größer ist als er bei der vorliegenden Streuung der Einzelwerte um den Gesamtmittelwert zu erwarten ist. Als Maß für die Größe dieser Versuchsstreuung gilt aus hier nicht näher zu erläuternden Gründen das Quadrat der Abweichung der Einzelwerte vom Mittelwert *(Abweichungsquadrat)*. Das *Gesamtabweichungsquadrat (SAQ)* ist die Summe der einzelnen Abweichungsquadrate. Mit Hilfe der *Varianzanalyse* läßt sich SAQ so zerlegen, daß unabhängig voneinander geprüft werden kann, ob die einzelnen Streuungsfaktoren (Verfahren, Versuchspersonen, Versuchstage) die Ergebnisse beeinflussen. Gleichzeitig wird durch diese Zerlegung die Versuchsstreuung auf den eigentlichen Versuchsfehler reduziert, so daß die Aussagekraft der Versuche erheblich gesteigert wird. Da die Größe des durch den Einfluß eines Faktors bedingten Streuungsanteils abhängig ist von der Zahl der unabhängigen Werte *(Freiheitsgrade)*, wird durch Division aus dem SAQ-Anteil das sog. *Mittlere Abweichungsquadrat (MAQ)* berechnet. Ist das MAQ eines Einflußfaktors wesentlich größer als nach dem MAQ der Versuchsstreuung *(Restvarianz)* zu erwarten, dann bestehen zwischen den Mittelwerten dieses Einflußfaktors gesicherte Unterschiede. Durch weitere Zerlegung des SAQ-Anteils in *orthogonale Einzelvergleiche* kann dann geprüft werden, welche Mittelwerte sich im einzelnen unterscheiden. Die

Wechselwirkungen geben an, ob sich die beiden betrachteten Faktoren gegenseitig beeinflussen; eine Beeinflussung liegt dann vor, wenn die Wechselwirkung signifikant ist.

Bei den Methoden der Atemspende wurde die Beatmungsfrequenz vorgeschrieben, so daß die Veränderungen der Atemfrequenz bei der weiteren Auswertung nicht berücksichtigt werden konnten.

Bei der Auswertung der Kriterien *Gewicht* und *Temperatur* nach der mehrfachen Varianzanalyse wurden folgende Zerlegungen durchgeführt:

Gewicht

Varianz	*SAQ*	*Freiheits-grad*	*MAQ*	*F*	*P*
1. Zwischen den Beatmungsverfahren	0,888	4	0,222	14,97	++
2. Zwischen den Tagen	0,542	4	0,136	9,14	++
3. Zwischen den Versuchspersonen	0,458	9	0,051	3,43	+
4. Restvarianz	0,475	32	0,015	—	—
Summe	2,363	49	0,048		

Temperatur

Varianz	*SAQ*	*Freiheits-grad*	*MAQ*	*F*	*P*
1. Zwischen den Beatmungsverfahren	1,116	4	0,279	3,19	(+)
2. Zwischen den Tagen	1,014	4	0,253	2,90	(+)
3. Zwischen den Versichspersonen	2,353	9	0,261	2,99	(+)
4. Restvarianz	2,802	32	0,088	—	
Summe	7,285	49	0,149		

Für die *Gewichtsdifferenz* zwischen Beginn und Ende des Versuches ergibt sich, daß sowohl zwischen den Mittelwerten der Verfahren als auch zwischen denen der Tage und der Versuchspersonen gesicherte Unterschiede in der Schweißsekretion bestehen. Die Zerlegung des SAQ-Anteils in orthogonale Einzelvergleiche zeigt, daß sich zwischen Mund-zu-Mund- und Mund-zu-Nase-Beatmung ebenso wie zwischen den drei manuellen Verfahren keine Unterschiede sichern lassen. Dagegen sind die Mittelwerte der Methoden der Atemspende gesichert niedriger als die der manuellen Verfahren, d. h. die *Schweißsekretion ist* bei diesen Verfahren *deutlich geringer als bei den manuellen Verfahren* (Abb. 24).

Bei der *Temperaturdifferenz* können die Unterschiede der Mittelwerte zwischen den Verfahren, den Tagen und den Versuchspersonen nur als auffällig bezeichnet werden. Die Einzelvergleiche zeigen jedoch auch hier, daß der Hauptanteil des Abweichungsquadrates durch *Unterschiede zwischen Atemspende und manuellen Methoden* bedingt ist (Abb. 25).

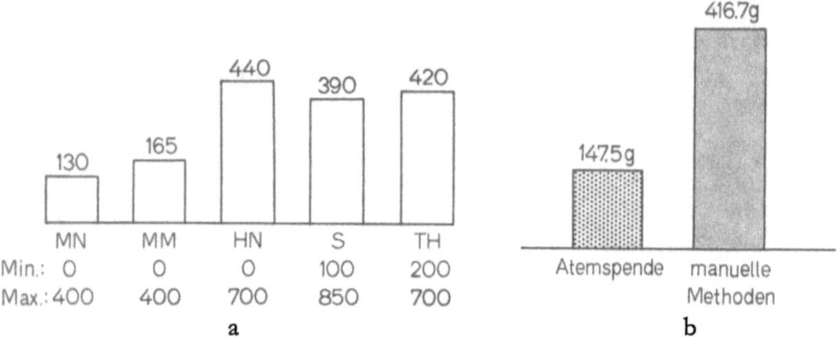

Abb. 24a–b. Durchschnittliche Gewichtsdifferenzen (Belastungsversuch). a Bei allen 5 Methoden (MN Mund-zu-Nase, MM Mund-zu-Mund, HN Holger Nielsen, S Silvester, TH Thomsen), b bei der Atemspende und den manuellen Methoden

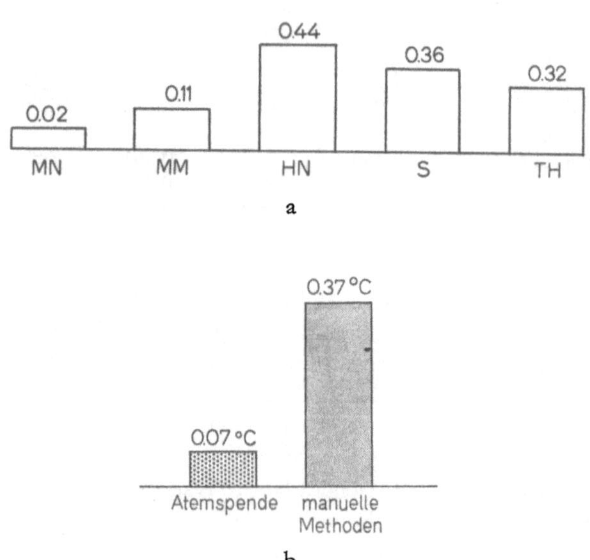

Abb. 25a–b. Durchschnittliche Temperaturdifferenzen (Belastungsversuch). a Bei allen 5 Methoden, b bei der Atemspende und den manuellen Methoden

Bei den *Puls- und Blutdruckwerten* kommen als weitere Variable die Meßwerte zu den verschiedenen Zeitpunkten hinzu. Folgende Zerlegung des Gesamtabweichungsquadrates ist möglich:

Blutdruck

Varianz	SAQ	Freiheits-grad	MAQ	F	P
1. Zwischen den Beatmungsverfahren	2804,749	4	701,187	6,41 ×	<0,011
2. Zwischen den Tagen	2921,624	4	730,406	6,68	<0,01
3. Zwischen den Versuchspersonen	33415,056	9	3712,784	33,97	<0,001
4. Zwischen den Zeiten	3322,937	7	474,705	4,34	<0,01
Wechselwirkungen					
5. Beatmungsverfahren – Versuchspersonen	9864,000	36	274,000	2,51	<0,001
6. Beatmungsverfahren – Zeiten	4409,250	28	157,473	1,44	—
7. Versuchspersonen – Zeiten	7376,434	63	117,086	1,07	—
8. Tage – Zeiten	2112,376	28	75,442	0,69	—
9. Restvarianz	24047,878	220	109,309	—	—
Total	90274,305	399	226,251		

Puls

Varianz	SAQ	Freiheits-grad	MAQ	F	P
1. Zwischen den Beatmungsverfahren	5055,432	4	1263,858	17,03	0,001
2. Zwischen den Tagen	620,560	4	155,140	2,09	—
3. Zwischen den Versuchspersonen	48874,613	9	5430,513	73,17	0,001
4. Zwischen den Zeiten	8559,594	7	1222,799	16,48	0,001
Wechselwirkungen					
5. Beatmungsverfahren – Versuchspersonen	11409,370	36	316,927	4,27	0,001
6. Beatmungsverfahren – Zeiten	3292,569	28	117,592	1,58	—
7. Versuchspersonen – Zeiten	6531,679	63	103,677	1,40	—
8. Tage – Zeiten	3700,442	28	132,159	1,78	>0,05 <0,01
9. Restvarianz	16327,941	220	74,218	—	—
Total	104372,200	399	261,584		

Bei den beiden vorliegenden Tabellen ist lediglich die Wechselwirkung Verfahren-Versuchspersonen gesichert, d. h. die einzelnen Verfahren belasten die einzelnen Versuchspersonen unterschiedlich.

Für die *Blutdruckwerte* bestehen gesicherte Unterschiede zwischen den Mittelwerten der Verfahren, der Tage, der Versuchspersonen und Bestimmungszeiten. Die Zerlegung der Abweichungsquadrate zwischen den Verfahren zeigt auch hier, daß sich Mund-zu-Mund- und Mund-zu-Nase-Beatmung ebenso wie die manuellen Verfahren nicht unterscheiden lassen. Dagegen ist der *Blutdruckanstieg bei den manuellen Verfahren* deutlich *höher als* bei den Methoden der *Atemspende*. Bei der Betrachtung der Mittelwerte zu den verschiedenen Zeiten läßt sich hauptsächlich nach 10 min eine deutliche Erhöhung gegenüber dem Ausgangswert nachweisen (Abb. 26).

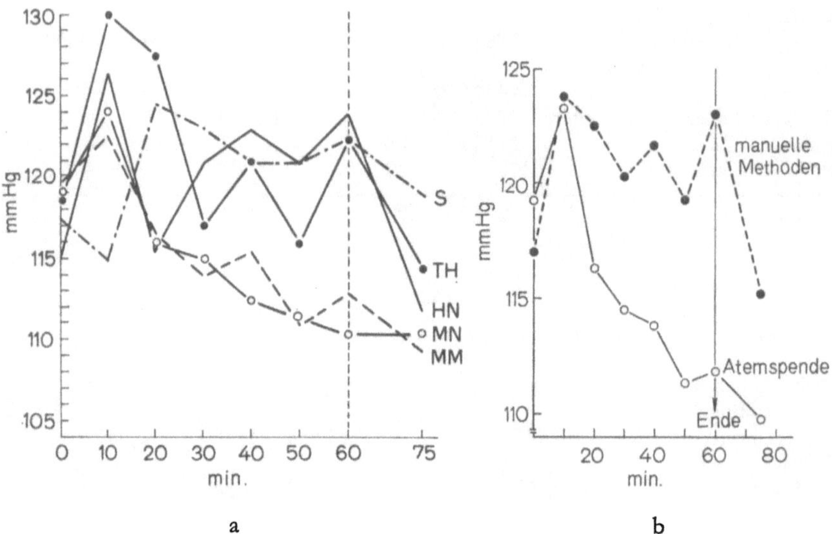

Abb. 26a–b. Durchschnittliche systolische Blutdruckwerte (Belastungsversuch). a Bei allen 5 Methoden, b bei der Atemspende und den manuellen Methoden

Die Varianzanalyse der *Pulswerte* ergibt zwar zwischen den Verfahren, Versuchspersonen und Zeiten, nicht aber zwischen den Mittelwerten der einzelnen Tage gesicherte Unterschiede. Die Einzelvergleiche zeigen auch hier, daß ein *Unterschied* nur *zwischen Atemspende* und *manuellem Verfahren* besteht. Außerdem sind alle Pulswerte während des Versuches signifikant höher als der Ausgangs- und Endwert, die sich untereinander nicht unterscheiden lassen (Abb. 27).

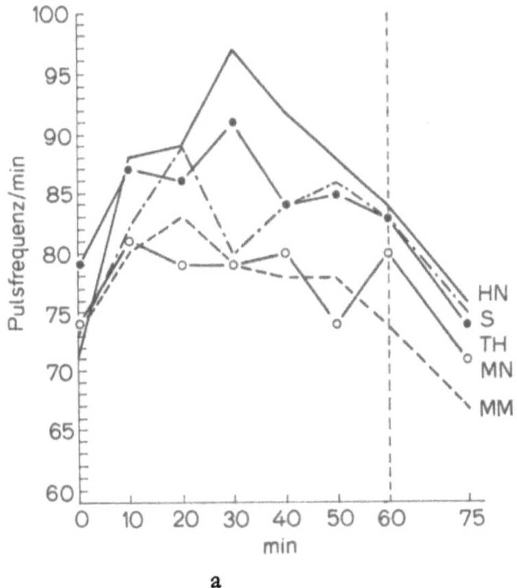

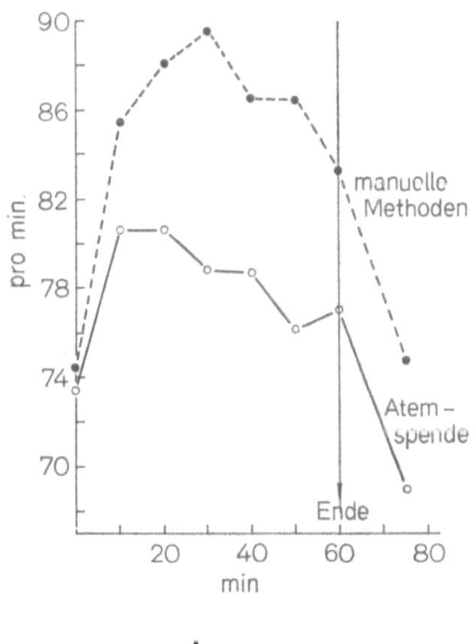

b

Abb. 27a–b. Durchschnittliche Pulswerte (Belastungsversuch).
a Bei allen 5 Methoden, b bei der Atemspende und den manuellen Methoden

5*

Die statistische Auswertung des Belastungsversuches zeigt, daß sich zwischen den direkten Verfahren keine Unterschiede sichern lassen; ebenso lassen sich zwischen den manuellen Methoden keine Unterschiede nachweisen. Dagegen bestehen *gesicherte Unterschiede zwischen* den Mittelwerten der *direkten Beatmungsverfahren* und denen der *manuellen Beatmungsverfahren.* Die Beurteilung der Wechselwirkung zeigt, daß die einzelnen Verfahren bei den einzelnen Versuchspersonen zu unterschiedlich starker Belastung führen.

2. Subjektiv : Nach jeder Versuchsstunde wurden die Testpersonen nach ihren subjektiven Beschwerden bei den einzelnen Methoden befragt. Dabei konnte festgestellt werden, daß bei allen Verfahren ungefähr gleich oft die durch die ungewohnte Haltung verursachten Knie- und Kreuzschmerzen angegeben wurden. Eine besondere Ermüdung der Hände wurde ebenfalls häufig registriert. Für die Methoden der Atemspende ist noch bemerkenswert, daß die meisten Beatmer nur auf gezieltes Befragen angaben, ein „trockenes Gefühl" im Mund gehabt zu haben, keiner hatte es aber als besonders unangenehm oder störend empfunden. Schwindelgefühl als Zeichen einer Hyperventilation war in keinem Fall aufgetreten.

Am Ende der fünf Versuchstage, als alle die fünf Methoden eine Stunde lang durchgeführt hatten, wurden die Beatmer nach der ihrer Meinung nach leichtesten und schwersten Beatmungsart befragt. Als leichtetste gaben fünf Mund-zu-Mund und fünf Thomsen an und als schwerste acht Silvester und zwei Holger Nielsen. Daß Thomsen hier im Gegensatz zu den objektiven Meßergebnissen so relativ gut abschneidet, mag daran liegen, daß hier die lässigste Durchführung möglich ist, wie oben schon angedeutet; außerdem sind bei dieser Methode die wenigsten Handgriffe auszuführen. Daß sie dennoch nicht so kräftesparend ist, wie oft angenommen wird, zeigen die Meßergebnisse.

2. Erlernbarkeit

a) Methodik. Diese Untersuchung diente nicht der Feststellung, wie schnell eine der oben genannten Beatmungsmethoden präzise erlernbar ist und welche Schwierigkeiten sich in didaktischer Hinsicht ergeben, sondern es sollte gefunden werden, inwieweit die Methoden nach einem längeren Zeitintervall noch sicher beherrscht werden – d. h. im Ernstfalle wirkungsvoll angewandt werden können. Außerdem sollte festgestellt werden, für welche Methode sich die Versuchspersonen in einer imitierten Katastrophensituation spontan entscheiden.

In je einer Doppelstunde an vier aufeinanderfolgenden Tagen wurden 23 Bundeswehrsoldaten in den Beatmungsmethoden unterrichtet. Die Atemspende wurde am Ambu-Phantom geübt, die Methoden nach Holger

Nielsen, Silvester und Thomsen führten die Versuchspersonen wechselseitig aneinander aus. Nach kurzer Darlegung der physiologischen und anatomischen Verhältnisse und eingehender Demonstration wurde die meiste Zeit zum praktischen Üben angewandt. Auftretende Fehler wurden ständig korrigiert. Abschließend mußten die Versuchspersonen noch einmal sämtliche Methoden vorführen, um zu kontrollieren, daß sie sicher beherrscht wurden.

b) Durchführung: Fünf Monate später wurde diese Gruppe von 23 Versuchspersonen und die Belastungsgruppe (mit 10 Personen) gemeinsam zu einem kurzen Test einberufen. Allerdings waren nur noch 27 von 33 Soldaten erreichbar, da 6 zu anderen Einheiten versetzt worden waren. Statistisch reichte diese Zahl jedoch aus, um zu gesicherten Ergebnissen zu kommen. Den Versuchspersonen waren Datum und Art dieses Testes unbekannt. Sie wurden unmittelbar von ihrem täglichen Dienst in einen Übungsraum der Kaserne einzeln abkommandiert. Um zu brauchbaren Aussagen über die im Ernstfall spontan angewandte Methode zu kommen, war der Versuch so aufgebaut, daß die Testpersonen beim Eintreten in den Saal mit einer imitierten Unfallsituation konfrontiert wurden. Die norwegische Resusci-Anne war wie eine Bewußtlose auf den Boden gelegt. Den Versuchspersonen wurde kurz mitgeteilt, daß hier ein Atemstillstand vorliege und alle Beatmungsmethoden angewandt werden könnten, da keine besonderen Verletzungen vorlägen. Jede Versuchsperson mußte nun ohne Zögern angeben, welche Maßnahmen sie zur Wiederbelebung der Atmung ergreifen wolle. Die Methode der Wahl wurde notiert. Anschließend mußte jede Versuchsperson sämtliche Beatmungsmethoden am Ambu-Phantom bzw. an einem Kameraden vorführen. Von zwei Untersuchern wurde unabhängig voneinander die Durchführung nach bestimmten Kriterien bewertet (Tab. 12). Abschließend wurden die Versuchspersonen noch nach der ihrer Meinung nach schwersten und leichtesten Methode befragt.

Die Art der Bewertung sei hier noch etwas näher erläutert. Die in dem vorausgegangenen Kurzlehrgang am häufigsten beobachteten Fehler (bzw. die Handgriffe, die am häufigsten korrigiert werden mußten) wurden registriert und ihrer Bedeutung für einen Beatmungserfolg nach punktmäßig eingestuft. Die Summe der erreichbaren Punkte war bei allen Methoden gleich (12 Punkte). Die richtige Lagerung des Kopfes des Verunglückten zur Freihaltung der Luftwege ist bei sämtlichen Methoden das wichtigste Kriterium. Daß bei den indirekten Verfahren hier ein Punkt weniger als bei den direkten gerechnet wird, ergibt sich aus der Überlegung, daß für letztere die Reklination des Kopfes der ausschlaggebende Handgriff für einen Beatmungserfolg darstellt (an zweiter Stelle folgt erst das Vorziehen des Unterkiefers), während bei den manuellen Methoden die Kopflagerung

Tabelle 12. *Bewertungstabelle (Kriterien und Punktzahlen beim Erlernbarkeitsversuch)*

Mund-zu-Nase	Mund-zu-Mund	Holger Nielsen	Silvester	Thomsen
Reklination des Kopfes 4	Reklination des Kopfes 4	Seitlagerung und Reklination des Kopfes 3	Rückenpolster und Kopf-lagerung 3	Rückenpolster und Kopf-lagerung 3
Vorziehen des Unterkiefers 3	Vorziehen des Unterkiefers 3	Liegenbleiben von Kopf und Händen bei Inspiration 3	Tiefes Herumziehen der Arme 2	Hochlagerung der Arme 2
Abdichten der Nase 2	Abdichten der Nase 2	Druckstelle 1	Fassen am Ellenbogen 2	Druckstelle 1
Abdichten des Mundes 2	Abdichten des Mundes 2	Handhaltung 1	Druckstelle 1	Handhaltung 1
Tempo 1	Tempo 1	Verlagerung des Körpergewichtes 1	Gekreuzte Unterarme 1	seitlicher Druck 1
		gestreckte Arme 1	gestreckte Arme 1	gebeugte Arme 1
		Wenden, Klopfen zwischen Schulter-blätter 1	Verlagerung des Körper-gewichtes 1	schnelles Loslassen 2
		Tempo 1	Tempo 1	Tempo 1

(von ihrem zweifelhaften Wert abgesehen) als anderen Manipulationen gleichwertig oder als nur wenig wichtiger angesehen werden kann. So ist z. B. bei Holger Nielsen die Seitenlangerung und Reklination des Kopfes ebenso wichtig wie das unveränderte Liegenbleiben von Kopf und Händen bei der Inspiration (progressive Luftwegobstruktion beim Abheben des Oberkörpers vom Boden!). Bei Silvester und Howard Thomsen muß, wenn die Luftwege schon nicht ideal offengehalten werden können, wenigstens versucht werden, durch größtmögliche Thoraxexkursionen einen Atemeffekt zu erzielen (tiefes Herumziehen der Arme und Fassen am Ellbogen bei Silvester, bei Thomsen Hochlagerung der Arme und schnelles Loslassen nach jeder Thoraxkompression). Alle anderen Kriterien stellen zwar, wenn sie vergessen oder falsch gemacht werden, eine wirkungsvolle Beatmung nicht unmittelbar in Frage, mindern aber den Beatmungseffekt (z. B. führt frontaler Druck mit gestreckten Armen bei Thomsen zu verminderten Thoraxexkursionen) oder schaden dem Beatmeten (z. B. kann zu tiefer Druck bei Thomsen oder Silvester zur Leberruptur führen). Werden mehrere dieser Fehler gleichzeitig gemacht, bleibt die Beatmungsmethode wirkungslos.

c) Ergebnisse: Wie schon bei der Belastungsgruppe hat sich hier besonders *deutlich gezeigt*, daß wesentlich *größere Schwierigkeiten* beim Lehren und Erlernen der *manuellen Methoden* vorhanden sind als bei den Methoden der Atemspende. *Über das Dreifache an Zeit* mußte *für Holger Nielsen, Silvester, Howard-Thomsen* gegenüber Mund-zu-Mund, Mund-zu-Nase verwandt werden, obwohl für die Atemspende nur zwei Phantome zur Verfügung standen, die manuellen Methoden aber immer von sechs Personen gleichzeitig geübt werden konnten. Unter den indirekten Verfahren war Howard-Thomsen relativ am einfachsten erlernbar, Holger Nielsen und Silvester unterschieden sich nicht wesentlich Mund-zu-Mund und Mund-zu-Nase wurden gleich schnell von allen Versuchspersonen begriffen.

Wesentlicher als die Zeit aber, die zum Demonstrieren und Üben aufgewandt wurde, ist die Häufigkeit, mit der Fehler korrigiert werden mußten. Nach der Anzahl der benötigten Korrekturen standen Silvester und Holger Nielsen an der Spitze, gefolgt von Thomsen und mit weitem Abstand Mund-zu-Mund und Mund-zu-Nase. Bemerkenswert ist, daß nach Demonstration der Atemspende am Phantom und Darlegung der anatomischen Verhältnisse am Kopfschnittmodell die Mund-zu-Nase-Beatmung von allen 23 Versuchspersonen sofort oder zumindest bei der zweiten Insufflation, wenn Kopf- und Kieferstellung ohne fremde Hilfe korrigiert worden waren, wirkungsvoll durchgeführt werden konnte. Bei der Mund zu-Mund-Beatmung dagegen bereitete das richtige Vorziehen des Unterkiefers und gleichzeitige Offenhalten des Mundes einige Schwierigkeiten, so daß es fünf Versuchspersonen nicht möglich war, ohne Eingreifen des

Ausbilders Luft in die „Lungen" zu blasen. Dabei ist in Rechnung zu stellen, daß es schwieriger ist, den glatten, starren Plastikunterkiefer des Phantoms korrekt vorzuziehen als diesen Handgriff am Menschen auszuführen.

Daß der Erfolg dieses Lehrgangs optimal war, ließ sich deutlich am fünften Tag erkennen, als nämlich zur Kontrolle von allen Versuchspersonen jede der fünf Methoden noch einmal kurz demonstriert werden mußte. In allen Punkten und bei sämtlichen Verfahren waren keinerlei Korrekturen mehr nötig.

Die Ergebnisse des Wiederholungsversuches nach fünf Monaten sind in Abb. 28 und 29 und Tab. 13 zusammengestellt. Von den 27 Versuchspersonen entschied sich die überwiegende Mehrzahl spontan für die Atemspende (23 V.P.), Mund-zu-Mund wurde dabei der Vorzug gegeben (17 V.P.). Erstaunlich war, daß die vier, die Holger Nielsen (1 V.P.) oder Silvester (3 V.P.) gewählt hatten, bei der anschließenden Demonstration ihrer Kenntnisse nicht in der Lage waren, diese Methode korrekt durchzuführen, obwohl sie Mund-zu-Mund und Mund-zu-Nase fehlerfrei beatmen konnten. Als Begründung ihrer Wahl gaben sie an, daß ihnen im Ernstfall der direkte Kontakt bei der Atemspende unangenehm sei!

Tabelle 13. *Subjektive Angaben der Versuchspersonen (Erlernbarkeitsversuch)*

Methode	Subjektive Angaben		
	Methode der Wahl	Leichteste Methode	Schwerste Methode
Mund-zu-Nase	6	10	1
Mund-zu-Mund	17	13	1
Holger Nielsen	1	0	13
Silvester	3	2	11
Thomsen	0	2	1
Summe	27	27	27

Als subjektiv leichteste Methoden wurden ebenfalls (bis auf vier Ausnahmen) Mund-zu-Mund und Mund-zu-Nase angegeben, da sich schnell, einfach und kraftsparend anwendbar seien. Dazu wurde von zwei Versuchspersonen als Begründung angegeben, sie hätten gehört und gelesen, die Atemspende sei die wirkungsvollste Wiederbelebungsart und daher im Notfalle anzuwenden (was ihnen während des Lehrganges nicht gesagt worden war, da absichtlich alle Methoden als gleichwertig behandelt worden waren). Die beiden Personen, die Silvester am leichtesten fanden, bevorzugten diese Methode ihrer angeblich einfachen Technik wegen – konnten sie allerdings nur „ausreichend" ausführen; zwei hielten Howard-Thomsen für die leichteste Methode der geringen Anstrengung wegen.

Die Antworten auf die Frage nach der subjektiv schwersten Methode fielen entsprechend aus – 25 nannten manuelle Methoden (Holger Nielsen und Silvester am häufigsten) und nur je einer Mund-zu-Mund und Mund-zu-Nase. Als Grund wurde hier fast ausschließlich die Anstrengung angeführt, nur vereinzelt die schwierige Technik. Die beiden, die eine Methode der Atemspende als am schwersten eingestuft hatten, gaben an, das Blasen würde sie körperlich mehr belasten als die Durchführung der manuellen Verfahren. – Die acht Testpersonen der Belastungsgruppe gaben, wie zu erwarten war, ausschließlich große und kleine körperliche Anstrengung als Begründung an.

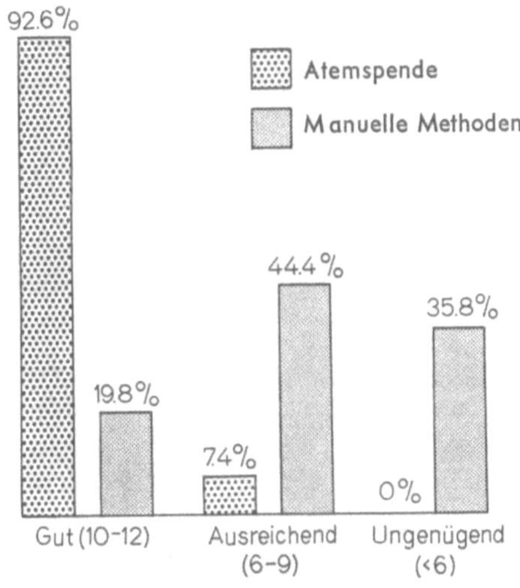

Abb. 28. Bewertung in Prozent der erreichbaren Punkte (Erlernbarkeitsversuch)

Die Bewertung der Durchführung wurde nach den oben besprochenen Kriterien (Tab. 12) von zwei Untersuchern vorgenommen, und zwar mit „+" (richtig, volle Punktzahl), „(+)" (teilweise richtig, halbe Punktzahl) und „—" (falsch, null Punkte). Weiterhin wurde aus Gründen der Übersichtlichkeit eine Benotung vorgenommen: „gut" (10–12 von maximal 12 Punkten), „ausreichend" (6–9 Punkte), „ungenügend (0–6 Punkte). Die Mittelwerte der Summen aller dieser Beurteilungen der einzelnen Methoden und die Benotungen sind in den Abb. 28 und 29 zahlenmäßig aufgeführt und graphisch dargestellt. In den Abbildungen wurden Mund-zu-Mund und Mund-zu-Nase unter dem Begriff „Atemspende" und Holger Nielsen, Silvester, Howard-Thomsen unter dem Sammelnamen „manuelle Methoden" zusammengefaßt, da sich keine statistisch gesicherten Unterschiede zwischen den einzelnen Gliedern dieser beiden Gruppen ergaben. Die Ergebnisse der Belastungsgruppe und der Erlernbarkeitsgruppe wurden in der Auswertung ebenfalls zusammengefaßt.

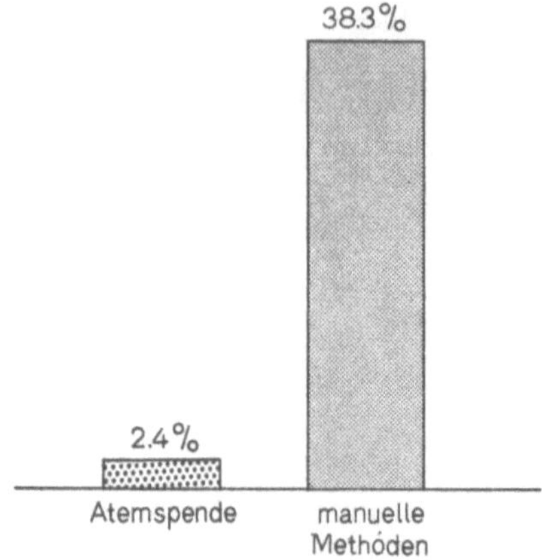

Abb. 29. Fehler in Prozent der möglichen Fehler (Erlernbarkeitsversuch)

Es sollte geprüft werden, ob bei den einzelnen Verfahren die Zahl der erreichten Punkte unterschiedlich war, d. h. ob bestimmte Verfahren leichter erlernbar waren. Da die Verteilung der Punkte nicht einer Normalverteilung entsprach, wurde ein parameterfreies Verfahren, der sog. Friedman-Test, angewandt [131].

Bei jeder Versuchsperson (r) werden den Verfahren (k) je nach Zahl der erreichten Punkte Rangzahlen zugeordnet. Das Verfahren mit der niedrigsten Punktzahl erhält die Rangzahl 1, das mit der höchsten Punktzahl die Rangzahl 3 (da im vorliegenden Falle 3 Verfahren zu prüfen sind). Stimmen die Punktzahlen zweier Verfahren überein, dann erhalten beide Verfahren den Mittelwert der jeweiligen Rangzahlen. Beurteilt werden die Summen der Rangzahlen der Verfahren (R_j). Bestehen Unterschiede in der Erlernbarkeit, dann sind deutliche Unterschiede der Rangsummen zu erwarten. Als Beurteilungsmaß dient die Größe

$$V = \frac{12}{r\,k\,(k+1)} \sum_{j=1}^{k} R^2{}_j - 3\,r\,(k+1),$$

die nach der χ^2-Verteilung mit $k-1$ Freiheitsgraden beurteilt werden kann. Bei einer angenommenen Irrtumswahrscheinlichkeit ($P < 0.05$) müßte bei 2 Freiheitsgraden $V > 6{,}0$ sein. Da sich aber für die Erlernbarkeitsgruppe $V = 5{,}5$ und für die Belastungsgruppe $V = 1$ ergibt, lassen sich zwischen den Verfahren keine Unterschiede sichern. Auch wenn man die beiden

Gruppen zusammenfaßt, liegt das Ergebnis unter der Signifikanzgrenze ($V = 5{,}6$).

Es seien noch die häufigsten Fehler im einzelnen angeführt.

Mund-zu-Nase: Nur in einem Fall war die Abdichtung des Mundes (mit dem Daumen) nicht vollständig, so daß bei jeder Insufflation Luft entweichen konnte – eine Füllung der „Lungen" wurde aber dennoch zustande gebracht.

Mund-zu-Mund: In sechs Fällen wurde das Vorziehen des Unterkiefers vergessen oder nicht richtig ausgeführt, viermal kam daher überhaupt keine Beatmung zustande, in zwei Fällen war sie fraglich. Ein weit höherer Prozentsatz machte zwar bei dem ersten Atemstoß denselben Fehler, korrigierte ihn aber sofort selbst, so daß bei der zweiten Insufflation eine ausreichende Ventilation zustande gebracht werden konnte. Daß das korrekte Vorziehen des Unterkiefers bei der Mund-zu-Mund-Beatmung besondere Schwierigkeiten bereitet, war schon in dem Ausbildungslehrgang beobachtet worden. Nach Korrektion dieses Fehlers waren *alle* Versuchspersonen in der Lage, eine effektvolle Beatmung am Phantom durchzuführen.

Holger Nielsen: Diese Methode hatte die höchste Fehlerzahl überhaupt zu verzeichnen (45,7% der möglichen Fehler). In 17 Fällen wäre im Ernstfall ein Verschluß der Atemwege dadurch eingetreten, daß bei der Inspiration Kopf und Oberkörper vom Boden abgehoben wurden. Alle anderen möglichen Fehler wurden ungefähr gleich häufig gemacht (8 bis 12 mal). Bemerkenswert ist noch, daß Holger Nielsen die höchste Versagerquote hatte – sieben der Versuchspersonen konnten sich überhaupt nicht mehr an die Technik dieser Methode erinnern: drei von ihnen versuchten eine Art Schäfer-Methode auszuführen, genau betrachtet handelte es sich aber um die Thomsen-Technik in Bauchlage.

Silvester: Hier wurden 29,2% der möglichen Fehler gemacht. In 16 Fällen wäre im Ernstfall eine erfolgreiche Beatmung ausgeschlossen gewesen, da 14 Versuchspersonen das Rückenpolster unter den Schulterblättern und die richtige Kopflagerung vergessen hatten und vier die Arme des zu Beatmenden nicht vorschriftsmäßig tief herumzogen, sondern sie nur bis in Schulterhöhe hochhoben, womit auch unter den günstigsten Umständen kaum eine ausreichende Lungenventilation zustande gebracht werden kann. Alle Versuchspersonen konnten sich hier an die Grundzüge der Technik dieser Methode erinnern.

Thomsen: Bei der Durchführung dieser Methode wurden 39,9% der möglichen Fehler gemacht, fünf Versuchspersonen konnten sich überhaupt nicht mehr an die Technik erinnern und in 20 Fällen wäre ein Beatmungserfolg ausgeschlossen gewesen, da nämlich Rückenpolster und Kopflagerung zur Freihaltung der Luftwege und die Hochlagerung der Arme, um den Thorax des zu Beatmenden in Inspirationsstellung zu bringen, gleich häufig vergessen wurden.

Das Tempo und der Beatmungsrhythmus waren in fast allen Fällen bei den manuellen Methoden inkorrekt.

Die Auswertung dieses Versuches – sowohl nach Punkten als auch nach Benotung – läßt deutlich erkennen, daß die *manuellen Methoden* schon nach einer Zeitspanne von fünf Monaten wesentlich *unvollkommener beherrscht* werden als die der Atemspende.

3. Diskussion des Problems der Laientauglichkeit

In diesen Versuchen hat sich gezeigt, daß in bezug auf die Laientauglichkeit die drei *manuellen Methoden* statistisch signifikant *gegen* die der *Atemspende abfallen*. Sie sind nicht nur *schwerer zu erlernen*, sondern ihre Technik ist auch wesentlich *schwieriger ohne Übung über längere Zeit zu behalten*. Die einzelnen Handgriffe der verschiedenen Methoden werden leicht verwechselt und die Maßnahmen, die unabdingbare Voraussetzungen für eine wirkungsvolle Beatmung sind, werden oft vergessen, obwohl in der Ausbildung ihre Wichtigkeit besonders betont wurde. Es gibt eben zu vieles, was der Ersthelfer im Ernstfalle beachten muß – ein Laie, der einen Erste-Hilfe-Kurs mit Erfolg absolviert hat, ist schon einige Zeit später völlig überfordert, wenn er sofort, ohne sich die einzelnen Handgriffe überlegen zu können, eine wirkungsvolle Wiederbelebung beginnen soll.

Die Methoden der Atemspende dagegen kann jeder, auch der wenig geübte Laie, sofort und jederzeit wirkungsvoll ausführen. Er wird niemals vergessen, die Atemwege freizuhalten, denn ein Verschluß würde ihm sofort auffallen – es wäre eben unmöglich, Luft in die Lungen des Verunglückten zu blasen. In den meisten Fällen korrigiert der Beatmer dann von selbst die Kopf- oder Kieferstellung.

In bezug auf die *körperliche Belastung* hat sich Entsprechendes gezeigt. Bei Dauerbeatmung erwiesen sich die Methoden der *Atemspende* als wesentlich *weniger anstrengend als die manuellen Verfahren*. Muß eine künstliche Beatmung von einem einzigen Helfer über längere Zeit hinweg fortgesetzt werden, so ist nicht nur von der Effektivität her mit einer höheren Wahrscheinlichkeit einer Wiederherstellung der Spontanatmung zu rechnen. Wenn Mund-zu-Mund oder Mund-zu-Nase beatmet wird, garantiert die geringere Ermüdung und die einfachere und sicherere Technik der Atemspende auch noch nach stundenlanger Durchführung eine wirkungsvolle Belüftung der Lungen, was man von den manuellen Methoden nicht behaupten kann. Mit der Ermüdung des Beatmers nimmt die Fehlerhäufigkeit zu und die Intensitiät der Beatmung ab!

VI. Schlußfolgerungen

Da wir bei unseren Untersuchungen nachweisen konnten, daß die *manuellen Beatmungsverfahren* eine *größere physische Belastung* für den Beatmer bedeuten als die Atemspende und außerdem *schwerer erlernbar* sind, und ihre technische Durchführung vom Laien *schneller wieder vergessen* wird, ist die *Laientauglichkeit* der manuellen Verfahren *zurückhaltender zu bewerten* als die der Methoden der Atemspende.

Der *ventilatorische Effekt* und die *Laientauglichkeit* sind die wichtigsten Kriterien zur Beurteilung einer Beatmungsmethode ohne Hilfsgerät. Für beide Bedingungen hat sich erwiesen, daß die *Atemspende den manuellen Methoden deutlich überlegen* ist. In einigen Fällen zeigte es sich, daß der O_2-Druck und die O_2-Sättigung während der Beatmung mit den manuellen Methoden auf Werte abnahmen, die am wachen Patienten zu Bewußtlosigkeit als Zeichen einer cerebralen Hypoxie führen würden.

Es wäre daher wünschenswert, wenn die verantwortlichen Gremien der Rettungsgesellschaften und samaritanen Verbände dieser klaren wissenschaftlichen Beweisführung folgend die manuellen Methoden in Anwendung und Lehre endgültig zugunsten der *Mund-zu-Nase-* und *Mund-zu-Mund-Beatmung* verlassen würden. Es wäre dies ein begrüßenswerter Schritt nicht zuletzt zum Wohle derer, die in akuten Notfallsituationen effektiver Hilfe bedürfen.

VII. Zusammenfassung

Es wurde die Effektivität der folgenden *5 Methoden zur Wiederbelebung der Atmung* ohne Hilfsgerät untersucht: 1. Die Mund-zu-Nase-Methode, 2. die Mund-zu-Mund-Methode, 3. die Methode nach Howard-Thomsen, 4. die Methode nach Silvester-Brosch und 5. die Methode nach Holger Nielsen. Die beiden ersten Methoden werden unter dem Sammelbegriff „*Atemspende*" zusammengefaßt, während die 3 manuellen Methoden als „*Thoraxdruckverfahren*" bezeichnet werden.

Als Beurteilung der Effektivität der verschiedenen Methoden dienten die Veränderungen des pO_2, der Sauerstoffsättigung, des pCO_2 und des pH-Wertes im arteriellen Blut.

Die Beatmung von 11 freiwilligen Versuchspersonen im Alter von 22 bis 28 Jahren geschah unter Pentobarbitonnarkose und totaler Muskelrelaxation durch Methyl-curarin nach allen 5 Methoden (in wechselnder Reihenfolge). Am Tage vor dem Versuch waren mittels Lungenfunktionsprüfung (Spirometrie), Elektrokardiogramm, Thorax-Röntgenaufnahme, Haemoglobinbestimmung, Urinstatus und eingehender klinischer Untersuchung krankhafte Veränderungen bei den einzelnen Personen ausgeschlossen worden.

Während jeder Beatmungsmethode wurden insgesamt 10 mal 2 ml arterielles Blut durch einen Katheter aus der Arteria femoralis entnommen. Die Zeitpunkte der Entnahmen waren bei jeder Methode gleich, so daß bei der Auswertung exakte Vergleichsmöglichkeiten über die Veränderungen von pO_2, pCO_2, pH und Sauerstoffsättigung gegeben waren. Zwischen den jeweiligen Beatmungen wurden die Versuchspersonen über 10 min mit einem Atembeutel im halboffenen System mit Luft beatmet, um möglichst gleiche Ausgangsbedingungen vor jeder Beatmungsmethode zu erreichen.

Zur Überwachung während des Versuches registrierte man neben der Kontrolle von Blutdruck und Pulsfrequenz die zweite Extremitätenableitung des Ekg und das endexspiratorische CO_2 mit einem Ultrarotabsorptionsschreiber (URAS-M).

Die *Auswertung* der Blutgas-Analysen zeigte:

1. Die *Mittelwerte* für pO_2a und die Sauerstoffsättigung liegen während der gesamten Beatmung bei den Methoden der *Atemspende* deutlich *höher* als bei den manuellen Verfahren.

2. Der *Anstieg* der Mittelwerte für pO_2a und die Sauerstoffsättigung ist bei der *Atemspende steiler* als bei den manuellen Verfahren während der ersten 120 sec der Beatmung nach Ende der Apnoe.

3. Die *Streuung der Einzelwerte* ist bei den *manuellen Verfahren größer* als bei der Atemspende. Für die manuellen Verfahren wurden bei einigen Versuchspersonen für pO_2 und die Sauerstoffsättigung Werte gemessen, die zeigten, daß während der Beatmung die *kritische Grenze* (für den Sauerstoffdruck 30 Torr und die Sättigung 50%) im arteriellen Blut *unterschritten* wird.

4. Die statistische Auswertung dieser Ergebnisse zeigte einen *signifikanten Unterschied* zwischen den Methoden der *Atemspende* und den *manuellen Verfahren* für die Mittelwerte und Standardabweichungen beim pO_2a und der Sauerstoffsättigung. Für pCO_2a und den arteriellen pH konnten keine Unterschiede festgestellt werden. Die einzelnen Methoden innerhalb der beiden Gruppen unterschieden sich ebenfalls nicht.

An Hand der gefundenen Ergebnisse kann bindend ausgesagt werden, daß die *Mund-zu-Nase-* und *Mund-zu-Mund-Beatmung* einen wesentlich *besseren Effekt* auf die Lungenventilation hat als die 3 untersuchten Thoraxdruckverfahren. Dies gilt besonders für die *Reoxygenierung in der ersten Phase* nach der Apnoe, aber auch für die *Dauer der gesamten Beatmung*. Durch das Absinken der Sauerstoffwerte unter die kritische Grenze im arteriellen Blut zeigte sich bei den manuellen Verfahren, daß in einigen Fällen die Beatmung überhaupt keinen Effekt hatte.

Das Problem Laientauglichkeit wurde in zwei Versuchsreihen untersucht. Die Ergebnisse zeigten, daß die drei *manuellen Beatmungsmethoden gegenüber* der *Atemspende* statistisch *signifikant abfallen*. Sie sind nicht nur *schwerer zu erlernen*, sondern die Technik ihrer Durchführung ist auch *wesentlich schwieriger* über längere Zeit *zu behalten*. In bezug auf die körperliche Belastung zeigte sich Entsprechendes: bei Dauerbeatmung über eine Stunde erweisen sich die *Methoden der Atemspende* als wesentlich *weniger anstrengend* als die manuellen Verfahren.

Nach der vergleichenden Diskussion der gefundenen Ergebnisse mit früheren Untersuchungen anderer Autoren wird gefordert, die Lehre der *manuellen Methoden* wegen ihres unzureichenden ventilatorischen Effektes, ihrer größeren physischen Belastung für den Beatmer und ihrer schlechteren Erlernbarkeit *zugunsten der Atemspende aufzugeben*.

VIII. Summary

The effectiveness of the five following methods for pulmonary resuscitation was investigated:

1. The mouth-to-nose-method;
2. The mouth-to-mouth-method;
3. The Howard-Thomsen-method;
4. The Silvester-Brosch-method;
5. The Holger-Nielsen-method.

The first two methods are the so called "exhaled-air-methods"; the
other three methods are called chest-compression armlift methods.

The parameter for the evaluation were the arteriel pO_2, oxygensaturation, pCO_2 and pH.

11 volunteers (aged 22–28) were ventilated with the five methods
mentioned under Pentobarbiton-anaesthesia and total muscle relaxation by
Methyl-curarin. Pathological conditions in the volunteers were excluded by
checking the lung-function, ECG, X-ray of thorax, estimation of haemoglobin and sugar and protein in the urin. An intense clinical check-up had
been performed.

During each ventilation with one of the methods 10 times 2 ml of
blood were taken from the femoral artery. The time interval between the
blood samples was the same during all ventilation periods. By this, the
changes in pO_2, pCO_2, pH and oxygen-saturation could be compared
between the single methods. After the ventilation with one of the methods,
a time-interval of ten minutes was put in and the volunteers were ventilated
with mask and bag using a non-rebreathing system. The ventilation by
mask was performed with room-air.

During each trial blood pressure, puls frequency, ECG and endexspi-
ratory CO_2 were monitored.

The results obtained by the bloodgas analysis showed:

1. The mean values for pO_2a and oxygen-saturation were significantly
higher during the ventilation with the exhaled-air-methods, compared with
the manual methods.

2. During the first 120 sec, the increase of pO_2a and oxygensaturation
was significantly greater during ventilation with the exhaled-air-methods
than during ventilation with the manual methods.

3. The standard deviation of the single values was more pronounced with the manual methods than with the exhaled-air-methods. In some cases, the pO_2a and the oxygen-saturation declined below critical values (30 mmHg for pO_2a and 50% for oxygen saturation).

4. While pO_2a and the oxygen saturation showed statistical significant between the exhaled-air-methods and the manual methods, no differences could be found for pCO_2a and the arteriel pH. Within the two groups, the single methods showed no differences.

According to the results obtained the mouth-to-nose and mouth-to-mouth-method showed a much higher effect of pulmonary ventilation than the three "arm-lift-chest-compression-methods". These differences were significant not only during the first phase of reoxygenation but also during the whole time of the ten minute ventilation. The decline of pO_2a and oxygen saturation in some volunteers during ventilation with the manual methods showed, that these methods in some cases do not have any effect at all.

In an other trial it was investigated, how much the various methods of pulmonary resuscitation are suitable for lay people.

According to this, we attempted to answer two questions:

1. Are there differences between the direct and the indirect methods in the physical load imposed on the rescuer; and

2. How easily are the various methods learned and remembered?

In this trials too the exhaled-air-methods proved to be superior to the manual methods.

Besides from their ventilatory uneffectiveness, chest-compression-methods were found to be unsatisfactory on account of the efforts, which they entailed, their unpopularity with potential rescuers and the possibility of mistakes when they were applied.

The results are compared with those of other investigators. Finally, it is postulated to stop teaching the manual methods, because of their inferior effectiveness, higher physical load to the rescuer and worse adoption compared to the exhaled-air-methods and the inability of the rescuer to memorise the detailes.

Literatur

1. AHNEFELD, F. W., u. R. FREY: Tagungsbericht – Internat. Symposion über Wiederbelebung und Anaesthesie unter Feldverhältnissen, Bonn 1965. Anaesthesist 14, 367—372 (1965).
2. AHNEFELD, F. W., u. H. H. HENNES: Atemspende – Ausbildung an Phantomen. Anaesthesist 11, 307—310 (1962).
3. ASMUSSEN, E., A. HAHN-PETERSEN et al.: Air passage through the hypopharynx in unconscious patients in the prone position. Acta anaesth. Scand. 3, 123—127 (1959).
4. ASTRUP, P.: A simple electrometric technique for the determination of carbon dioxide tension in blood and plasma, total content of carbon dioxide in plasma, and bicarbonate content in "separated" plasma out a fixed carbon dioxide tension. Scand. J. Clin. Laborat. Invest. 8, 33 (1956).
5. BALDERMANN, M.: Kritische Bewertung der Wiederbelebungsmethoden von Hand. Wehrmed. Mitt. 3, 140—142 (1959).
6. BIELICKE, H. J.: Entgegnung zu dem Artikel von H. BUCKUP u. Mitarb. (vgl. 17). Zbl. Arbeitsmed. 8, 288f. (1958).
7. BÜHLER, J.: Soforthilfe am Unfallort durch den praktischen Arzt. Zschr. ärztl. Fortbild. 51, 941—947 (1962).
8. BRETSCHNEIDER, H. J.: Physiologische Grundlagen für die künstliche Atmung. Schriftenreihe: Wehrdienst und Gesundheit 1967. Im Druck.
9. BROOK, M. H., and J. BROOK: Direct artificial respiration. Canad. Med. Ass. J. 82, 245—248 (1960).
10. BROOK, M. H., J. BROOK et al.: Emergency resuscitation. Brit. Med. J. II, 1564—1566 (1962).
11. BROOKS, D. K.: Resuscitation. London 1967.
12. BROSCH, A.: Die wirksamste Methode der künstlichen Atmung. Wien. klin. Wschr. 9, 1179—1182 (1896).
13. BRUNS, O.: Erzeugen die Wiederbelebungsmethoden einen künstlichen Blutkreislauf? Dtsch. med. Wschr. 53, 1905 (1927).
14. BRUNS, O.: Über Wiederbelebung durch künstliche Atmung. Klin. Wschr. 6, 1548—1552 (1927).
15. BRUNS, O.: Elektrokardiographische Kontrolle des Scheintodes und der Wiederbelebungsmöglichkeiten. Münch. med. Wschr. 81, 1225—1228 (1934).
16. BRUNS, O., u. K. THIEL: Die Wiederbelebung. Erg. ges. Med. 13, 551—626 (1929).
17. BUCKLITSCH, W.: Physiologische Grundlagen der Mundbeatmung. Dtsch. Gesd.wes. 17, 268—271 (1962).
18. BUCKUP, H., W. FRESSLER u. a.: Aus der Praxis der Wiederbelebung bei Arbeitsunfällen. Zbl. Arbeitsmed. 8, 6—10 (1958).
19. BÜHLMANN, A.: Theoretische Grundlagen der respiratorischen Reanimation. Helvet. med. acta. 27, 548—560 (1960).
20. BUXTON, R. ST. J.: Expired-air resuscitation. Lancet I, 1132 (1960).
21. BUXTON, R. ST. J.: Expired-air resuscitation. Lancet II, 157 (1960).

22. COLLINS, V. J., and G. SALAND: Dangers of artificial airways for rescue work. N. Y. State J. Med. **60**, 388—390 (1960).
23. COMROE, J. H., and R. D. DRIPPS: Artificial respiration. J. Amer. Med. Ass. **130**, 381—383 (1946).
24. COMROE, J. H., R. E. FORSTER, A. B. DUBELS, W. A. BRISCOE, and E. CARLSEN: Die Lunge. Stuttgart (1964).
25. COX, J., R. WOOLMER et al.: Expired-air resuscitation. Lancet I, 727—729 (1960).
26. DAM, W.: Ausbildungsprogramm für Laien-Retter. Anaesthesist **12**, 43 (1963).
27. DAM, W., u. H. NOLTE: Die Ausbildung und Ausstattung des Ersthelfers. Schriftenreihe: Wehrdienst und Gesundheit. Im Druck.
28. DILL, D. B.: Introduction to the symposium on mouth-to-mouth resuscitation. J. Amer. Med. Ass. **167**, 317—319 (1958).
29. DIRINGSHOFEN, H. VON: Künstliche Atmung durch Kippen. Dtsch. med. Wschr. **74**, 302—303 (1949).
30. DOBKIN, A. B.: Save a life with a breath of air. Canad. Med. Ass. J. **81**, 458—463 (1959).
31. DOBKIN, A. B.: Direct artificial respiration training with the Brook airway. Lancet II, 662 (1959).
32. DOBKIN, A. B.: Expired-air resuscitation. Lancet I, 982 (1960).
33. DOBKIN, A. B.: Training in emergency (on-the-spot) resuscitation. Acta anaesth. Scand. Suppl. IQ, 56—62 (1961).
34. ELAM, J. O.: Emergency respiratory resuscitation. Acta anaesth. Scand. Suppl. IX, 24—38 (1961).
35. ELAM, J. O., E. S. BROWN et al.: Artificial respiration by mouth-to-mask-method. N. England J. Med. **250**, 749—754 (1954).
36. ELAM, J. O., D. G. GREENE et al.: Oxygen and carbon dioxide exchange and energy cost of expired air resuscitation. J. Amer. Med. Ass. **167**, 328—334 (1958).
37. ELAM, J. O., D. G. GREENE et al.: Head-tilt method of oral resuscitation. J. Amer. Med. Ass. **172**, 812—815 (1960).
38. ELAM, J. O., and D. G. GREENE: Mission accomplished – successful mouth-to-mouth resuscitation. Anesth. Analg. Curr. Res. **40**, 440—442 (1961).
39. ELAM, J. O., A. M. RUBEN et al.: Resuscitation of drowning victims. J. Amer. Med. Ass. **174**, 13—16 (1960).
40. ELAM, J. O., A. M. RUBEN et al.: Mouth-to-nose resuscitation during convulsive seizures. J. Amer. Med. Ass. **176**, 565—569 (1961).
41. ELAM, J. O., H. M. RUBEN et al.: Training layman in emergency resuscitation. Anesth. Analg. Curr. Res. **40**, 603—608 (1961).
42. ENGHOFF, H., M. H:SON HOLMDAHL et al.: The efficacy of artificial respiration tested under narkotal-Curare anaesthesia. Acta Soc. Med. Upsal. **57**, 61—69 (1951—1952).
43. EVE, F. C.: Actuation of the inert diaphragm by a gravity method. Lancet **223**, 995—997 (1932).
44. EYSSELSTEIN, G. VAN: Die Methoden der künstlichen Atmung. Berlin 1912.
45. FELDMAN, ST., and H. ELLIS: Principles of Resuscitation. Oxford and Edinburgh (1967).
46. FISHER, H. E.: The evolution of resuscitation. Industr. Med. **11**, 430 (1942).
47. FOREST, R. E. DE, and C. J. POTTHOFF: Back pressure-arm lift method for administering artificial respiration recommended. J. Amer. Med. Ass. **147**, 1454f. (1951).

48. FREY, R.: Praktische Fragen der künstlichen Beatmung. In: HAUF, R., Tagungsbericht (vgl. 78) Frankfurt/M. 1959, S. 67—72.

49. FREY, R.: Fortschritte der Anaesthesie und Wiederbelebung. Ärztebl. (Rheinld.) **14**, 425—428 (1961).

50. FREY, R.: Die respiratorische Wiederbelebung. In: Referate der Anaesthesie-Ärzte-Tagung. Frankfurt/M. S. 38f. (1962).

51. FREY, R.: Die Veränderungen in Herz- und Kreislaufsystem bei Druckbeatmung sowie Stellungnahme zur Wiederbelebung aus der Sicht des Anaesthesisten. Tagungshandbuch der Landesverbandsärztetagung der DLRG, Frankfurt/M. 1962, S. 13—23.

52. FREY, R.: Das Aufgabengebiet der Anaesthesie im Katastrophenfall. Schriftenreihe: Wehrdienst und Gesundheit (1967) im Druck.

53. FREY, R., u. F. W. AHNEFELD: Schockbekämpfung und Wiederbelebung von Atmung und Kreislauf. Wehrtechn. Mhefte. H. 12, 471—480 (1964).

54. FREY, R., u. H. NOLTE: Beatmung am Unfallort durch Arzt und Laien. Dtsch. Therap.woche **15**, 481f. (1965).

55. FREY, R., u. J. STOFFREGEN: Atemstillstand. Dtsch. med. Wschr. **82**, 1442 bis 1444 (1957).

56. FRUHMANN, G., B. KLUN u. a.: Zur künstlichen Atmung. Dtsch. med. Wschr. **78**, 1365—1370 u. 1400—1402 (1953).

57. GANDEVIA, B.: Expired-air resuscitation. Lancet I, 1248 (1960).

58. GARDNER, E. K.: Expired-air resuscitation. Lancet I, 1024 (1960).

59. GLEICHMANN, U., D. H. INGVAR, D. W. LUBBERS, B. K. SIESJE, and G. THEWS: Tissue pO_2 and pCO_2 of the cerebral cortex, related to blood gas tensions. Acta physiol. scand. **55**, 127 (1962).

60. GORDON, A. S.: The principles and practice of heart-lung-resuscitation. Acta anaesth. Scand. Suppl. IX, 134—146 (1961).

61. GORDON, A. S., J. E. AFFELDT et al.: Air-flow patterns and pulmonary ventilation during manual artificial respiration on apneic normal adults. J. Appl. Physiol. **4**, 408—420 (1951).

62. GORDON, A. S., D. C. FAINER et al.: Artificial respiration. J. Amer. Med. Ass. **144**, 1455—1464 (1950).

63. GORDON, A. S., C. W. FRYE et al.: Mouth-to-mouth versus manual artificial respiration for children and adults. J. Amer. Med. Ass. **167**, 320—32 (1958).

64. GORDON, A. S., O. PREC et al.: Circulatory studies during artificial respiration on apneic normal adults. J. Appl. Physiol. **4**, 421—438 (1951).

65. GORDON, A. S., F. RAYMON et al.: Manual artificial respiration. J. Amer. Med. Ass. **144**, 1447—1452 (1950).

66. GORDON, A. S., F. RAYMON et al.: Energy expenditure of operatores during manual artificial respiration. J. Appl. Physiol. **4**, 439—446 (1951).

67. GORDON, A. S., M. S. SADOVE et al.: Critical survey of manual artificial respiration. J. Amer. Med. Ass. **147**, 1444—1453 (1951).

68. GORDON, A. S., S. STAR et al.: Pedagogical and performance factors of manual artificial respiration with naval personnel. J. Appl. Physiol. **4**, 447—457 (1951).

69. GREENE, D. G., R. O. BAUER et al.: Crossed ventilation in apneic patients. Amer. J. Physiol. **187**, 602 (1956).

70. GREENE, D. G., R. O. BAUER et al.: Expired air resuscitation in paralyzed human subjects. J. Appl. Physiol. **11**, 313—318 (1957).

71. GREENE, D. G., J. O. ELAM et al.: Cinefluorographic study of hyperextension of the neck and upper airway patency. J. Amer. Med. Ass. **176**, 570—573 (1961).

72. GREENE, D. G., J. O. ELAM et al.: The expired air ventilator. Amer. J. Surg. **97**, 407—411 (1959).
73. GRIMM, H.: Bekämpfung von Atem- und Kreislaufinsuffizienz nach Unfällen. Med. Klin. **58**, 325—327 (1963).
74. HAID, B.: Emergency resuscitation in avalanche disasters. Acta anaesth. Scand. Suppl. IX, 88—98 (1961).
75. HAINZL, H.: Künstliche Atmung – aber wie? Dtsch. Gesd.wes. **17**, 979—983 (1962).
76. HANTCHEF, Z. S.: Mouth-to-mouth method of artificial respiration. In: Technical discussions on the Organization of Resuscitation and Casualty Services. WHO-Bulletin, Kopenhagen, S. 61—69 (1963).
77. HAUF, R.: Beiträge zur Ersten Hilfe und Behandlung von Unfällen durch elektrischen Strom. (Tagungsbericht – Ärztl. Forschungsstelle f. elektr. Unfälle, Säckingen 1959), Frankfurt/M. 1959.
78. HOLMDAHL, M. H.: Aspects of first aid with special reference to support of vital functions in road traffic injuries. In: Technical discussions on the Organization of Resuscitation and Casualty Services. WHO-Bulletin, Kopenhagen, S. 10—30 (1963).
79. HOSSLI, G.: Die Behandlung des bewußtlosen Patienten. Schweiz. med. Wschr. **84**, 333—342 (1954).
80. HOSSLI, G.: Das Verhalten des Arztes beim Scheintod. Schweiz. med. Wschr. **89**, 762—766 (1959).
81. HOSSLI, G.: Wiederbelebung bei Bergunfällen. Sportarzt **10**, 207—214 (1959).
82. HOSSLI, G.: Die Wirksamkeit verschiedener Beatmungsmethoden für die Wiederbelebung in der Ersten Hilfe. Helvet. med. acta **27**, 603—61 (1960).
83. HOSSLI, G.: Die Rettung des akut bedrohten Menschenlebens bei Unfällen und Krankheiten. Praxis **50**, 946—952 (1961).
84. HOSSLI, G., u. R. GATTIKER: Beatmungsmethoden für die Erste Hilfe. Schweiz. med. Wschr. **88**, 708—710 (1958).
85. HOWARD, B.: The direct method of artificial respiration for the treatment of the persons apparently dead from suffocation by drowning, or from other causes. Transact. Amer. Med. Ass. **22**, 311—347 (1871).
86. JELLINEK, ST.: Eine neue Methode der künstlichen Atmung. Wien. klin. Wschr. **47**, 803—810 (1934).
87 JUDE, J. R., and J. O. ELAM: Fundamentals of Cardiopulmonary Resuscitation. Philadelphia (1965).
88. KARPOVICH, P. V., C. J. HALE, and T. L. BAILEY: Pulmonary ventilation in manual artificial respiration. J. Appl. Physiol. **4**, 458—466 (1951).
89. KARPOVICH, P. V., and C. J. HALE: Energy expended in administering artificial respiration. J. Appl. Physiol. **4**, 467—471 (1951).
90. KARPOVICH, P. V., and C. J. HALE: Manual artificial respiration – pedagogical and fatigue factors involved in its use. J. Appl. Physiol. **4**, 472–475 (1951).
91. KEITH, A.: Three Hunterian lectures on the mechanism underlying the various methods of artificial respiration. Lancet I, 745—749, 825—828, 895—899 (1909).
92. KILLIAN, H.: Über die Grenzen und Leistungsfähigkeit manueller Beatmungsmethoden. Dtsch. med. Wschr. **85**, 53—57 (1960).
93. KILLIAN, H.: Wiederbelebung und Erste Hilfe. Die Therapiewoche **6**, 213—217 (1955/56).
94. KILLIAN, H., u. A. DÖNHARDT: Wiederbelebung. Stuttgart (1955).
95. KILLICK, E. M., and F. C. EVE: Physiological investigation of the rocking method of artificial respiration. Lancet II, 740—742 (1933).

96. KOCH, TH.: Zum Problem Wiederbelebung – 100 Jahre Methode Silvester.
     Zbl. Arbeitsmed. **8**, 281—285 (1958).
97. KOLLER, S.: Graphische Tafeln zur Beurteilung statistischer Zahlen. Darm-
     stadt (1953).
98. KOLLER, S.: Statistische Auswertung der Versuchsergebnisse. In: Hoppe-
     Seyler/Thierfelder's Handbuch der physiologisch- und pathologisch-
     chemischen Analyse. Berlin-Göttingen-Heidelberg 1955, Bd. II/2, S. 931
     bis 1036.
99. KOLLER, S.: Statistische Auswertungsmethoden. In: RAUEN, H. M., Bio-
     chemisches Taschenbuch, 2. Auflage, Berlin-Göttingen-Heidelberg-New
     York 1964, S. 992—1046.
100. KRIETEMEYER, H. J.: Zur Behandlung der Atemlähmung und entsprechende
     Maßnahmen am Unfallort. Med. Klin. **58**, 445—448 (1963).
101. LANE, J. C.: Ressuscitacao cardiopulmonar. Rev. paulista med. **63**, 256—262
     (1963).
102. LIERE, E. J. VAN, and J. C. STICKNEY: Hypoxia. Chicago and London
     (1963).
103. LIGETI, A.: Artificial respiration. Lancet II, 47 (1960).
104. LIND, B.: Teaching mouth-to-mouth resuscitation in primary schools. Acta
     anaesth. Scand. Suppl. IX, 63—69 (1961).
105. LINDER, A.: Planen und Auswerten von Versuchen. Basel (1953).
106. LOEW, P. G., u. G. THEWS: Die Altersabhängigkeit des arteriellen Sauer-
     stoffdruckes bei der berufstätigen Bevölkerung. Klin. Wschr. **40**, 1093
     (1962).
107. MATTHEWS, G.: Expired-air resuscitation (vgl. 24). Lancet II, 601 (1960).
108. MIJNLIEFF, C. J.: Welche ist die beste Methode der manuellen künstlichen
     Atmung und in welcher Weise ist dieselbe am besten auszuführen ? Münch.
     med. Wschr. **81**, 1758—1764 (1934).
109. MIJNLIEFF, C. J., u. L. WATERMAN: Die künstliche Atmung und die künst-
     liche Blutzirkulation. Dtsch. Zschr. Chir. **250**, 454—483 (1938).
110. MORIKAWA, S., P. SAFAR et al.: Influence of head position upon upper
     airway patency. Anesthesiology **22**, 265—270 (1961).
111. NIELSEN, H.: En Oplivningsmethode. Uskr. Laeger **94**, 1201—1203 (1932).
112. NIMS, R. G., E. H. CONNER et al.: Comparison of methods for performing
     manual artificial respiration on apneic patients. J. Appl. Physiol. **4**,
     486—495 (1951).
113. NOLTE, H.: Möglichkeiten der Wiederbelebung im Krankenhaus. Dtsch.
     Zbl. Krankenpflege H. 4, S. 161f. (1965).
114. NOLTE, H., u. R. FREY: Welche einfachen Beatmungsmethoden sind bei der
     Reanimation am Unfallort empfehlenswert? Münch. med. Wschr. **107**,
     1664—1666 (1965).
115. NOLTE, H., and R. FREY: Training in artificial respiration. Lancet I, 735 bis
     737 (1966).
116. NOLTE, H., J. DUDECK, u. T. FLÖTER: Die Wiederbelebung der Atmung.
     Münch. med. Wschr. **108**, 1473—1478 u. 1602—1608 (1966).
117. NOVIANT, Y.: Mouth-to-mouth resuscitation with bloodgas and expired air
     analysis. Acta anaesth. Scand. Suppl. IX, 42—49 (1961).
118. NUNN, J. F., E. J. M.CAMPBELL et al.: Anatomical subdivisons of the volume
     of respiratory dead space and effect of position of the jaw. J. Appl.
     Physiol. **14**, 174—176 (1959).
119. PAYNE, J. P., and D. W. HILL: A Symposium on Oxygen Measurements in
     Blood and Tissues and their Significance. London (1966).

120. PFANZAGL, J.: Allgemeine Methodenlehre der Statistik. Berlin (1966).
121. PFEFFERKORN, A.: Atmungsstörungen und Beatmungstechnik. Zschr. ärztl. Fortbild. 56, 959—963 (1962).
122. POULSEN, H.: Untersuchungen über künstliche Atmung in der Ersten Hilfe. Anaestesist 9, 141—144 (1960).
123. POULSEN, H., J. SKALL-JENSEN et al.: Pulmonary ventilation and respiratory gas exchange during manual artificial respiration and expired-air resusciation on apnoeic normal adults. Acta anaesth. Scand. 3, 129—153 (1959).
124. PROKOP, L.: Zur Physiologie der Atmung und Wiederbelebung bei Ertrinkungsfällen. Tagungshandbuch der Landesverbandsärztetagung der DLRG, Frankfurt/M., S. 24—35 (1962).
125. REDDING, J. S., R. A. COZINE et al.: Resuscitation from drowning. J. Amer. Med. Ass. 178, 1136—1139 (1961).
126. REDDING, J. S., and J. W. PEARSON: Resuscitation from asphyxia. J. Amer. Med. Ass. 182, 283—286 (1962).
127. REINL, W.: Über die Notwendigkeit der künstlichen Beatmung bei elektrischen Unfällen. Zbl. Arbeitsmed. 8, 292f. (1958).
128. ROSS, B. D.: Five year survey of methods for artificial respiration. J. Amer. Med. Ass. 129, 443—447 (1945).
129. ROSSIER, P. H., A. BÜHLMANN, u. K. WIESINGER: Physiologie und Pathophysiologie der Atmung. Berlin-Göttingen-Heidelberg (1956).
130. RUBEN, A. M., J. O. ELAM, and H. M. RUBEN: Rescue breathing. Lancet II, 69 (1959).
131. RUBEN, A. M., u. H. M. RUBEN: Künstliche Beatmung – Regurgitation und Wasserentzug aus der Lunge. Anaesthesist 12, 43 (1963).
132. RUBEN, H. M.: Expired-air resuscitation. Lancet I, 1131 (1960).
133. RUBEN, H. M.: Upper airway obstruction and artificial respiration. Acta chir. Scand. Suppl. 283, 158—161 (1961).
134. RUBEN, H. M., N. BENTZEN et al.: X-ray study of passage of air through the pharynx in anesthetised patients. Lancet I, 849—852 (1960).
135. RUBEN, H. M., J. O. ELAM et al.: Investigation of upper airway problems in resuscitation. Anesthesiology 22, 271—279 (1961).
136. RUBEN, H. M., E. J. KNUDSEN et al.: Gastric inflation in relation to airway pressure. Acta anaesth. Scand. 5, 107—114 (1961).
137. RUBEN, H. M., E. J. KNUDSEN u. a.: Untersuchungen über die Nasenpassage im Hinblick auf die praktische Anwendung der Mund-zu-Nàse-Methode Anaesthesist 11, 268—270 (1962).
138. SADOVE, M. S., A. S. GORDON et al.: Barbiturate-curare-induced apnea for artifical respiration (studies on normal adults). J. Appl. Physiol. 4, 403—407 (1951).
139. SAFAR, P.: Clinical Anesthesia/Respiratory Therapy. Oxford (1965).
140. SAFAR, P.: Ventilatory efficacy of mouth-to-mouth artificial respiration. J. Amer. Med. Ass. 167, 335—341 (1958).
141. SAFAR, P.: Unwirksamkeit der manuellen Beatmung wegen Obstruktion der oberen Luftwege. Anaesthesist 8, 228—231 (1959).
142. SAFAR, P.: Failure of manual respiration. J. Appl. Physiol. 14, 84—88 (1959).
143. SAFAR, P.: Resuscitation following fresh-water or seawater aspiration. Acta anaesth. Scand. Suppl. IX, 99—107 (1961).
144. SAFAR, P.: Resuscitation controversial aspects. Schriftenreihe: Anaesthesiologie und Wiederbelebung Bd. 1. Berlin-Göttingen-Heidelberg-New York: Springer (1963).

145. SAFAR, P.: Die moderne Wiederbelebung im Rahmen der Erstversorgung. Schriftenreihe: Wehrdienst und Gesundheit (1967) im Druck.
146. SAFAR, P., L. ESCARRAGA et al.: A comparison of the mouth-to-mouth and mouth-to-airway methods of artificial respiration with the chest-pressure armlift methods. N. England J. Med. **258**, 671—677 (1958).
147. SAFAR, P., L. ESCARRAGA u. a.: Methoden der Mund-zu-Mund-Beatmung. Anaestesist **8**, 231—235 (1959).
148. SAFAR, P., L. ESCARRAGA et al.: The resuscitation dilemma. Anesth. Analg. Curr. Res. **38**, 394—405 (1959).
149. SAFAR, P., L. ESCARRAGA et al.: Upper airway obstruction in the unconcious patient. J. Appl. Physiol. **14**, 760—764 (1959).
150. SAFAR, P., T. C. BROWN et al.: Ventilation and circulation with closed-chest cardiac massage in man. J. Amer. Med. Ass. **176**, 574—576 (1961).
151. SAFAR, P., J. O. ELAM et al.: Resuscitative principles for sudden cardio-pulmonary collapse. Dis. Chest. **43**, 34—49 (1963).
152. SAFAR, P., and M. MCMAHON: Mouth-to-airway emergency artificial respiration. J. Amer. Med. Ass. **166**, 1459f. (1958).
153. SALING, E.: Über die Wirksamkeit von älteren und neuen Asphyxiebehandlungsmethoden. Geburtsh. u. Frauenhk. **20**, 325—339 (1960).
154. SCHÄFER, E. A.: Artificial respiration in its physiological aspects. J. Amer. Med. Ass. **51**, 801—803 (1908).
155. SCHERRER, M.: Praktische Durchführung der respiratorischen Reanimation. Helvet. med. acta **27**, 561—573 (1960).
156. SCHERRER, M.: Atem- und Herzstillstand. Schweiz. med. Wschr. **93**, 389 bis 391 (1963).
157. SCHNEEWIND, J. M.: Emergency Service Manual. Chicago (1963).
158. SCHNEIDER, M.: Die Wiederbelebungszeit verschiedener Organe nach Ischämie. Langenbeck's Arch. klin. Chir. **308**, 252—265 (1964).
159. SEVERINGHAUS, J. W.: Blutgas-Rechenstab. Nachdruck von Radiometer A/S, Kopenhagen.
160. SIGGÅRD ANDERSEN, and O. K. ENGEL: A new acid-base nomogram. An improved method for the calculation of the relevant blood acid-base data. Scand. J. Clin. Laborat. Invest. **12**, 177 (1960).
161. SIGGÅRD ANDERSEN, O.: The pH-log pCO_2 blood acid-base nomogramm revised. Scand. J. Clin. Laborat. Invest. **14**, 598 (1962).
162. SILVESTER, H. R.: A new method of resuscitating stillborn children, and of restoring persons apparently drowned or dead. Brit. Med. J. **2**, 576—579 (1858).
163. SKOGH, M.: Expired-air resuscitation. Lancet I, 1414 (1960).
164. STIEGLITZ, R.: Kritische Wertung der apparatelosen Beatmungsmethoden. Dtsch. Gesd.wes. **17**, 448—458 (1962).
165. STOECKEL, W.: Wiederbelebung Scheintoter. Zbl. Arbeitsmed. **8**, 285—287 (1958).
166. STOECKEL, W.: „Atemspende" – Lehren und Lernen. Ausbildungsbeilage zum Z. org. Dtsch. Rot. Kreuz b. 6-7-8- (1962).
167. STOFFREGEN, J.: Hämodynamische Veränderungen bei der künstlichen Atmung. Klin. Wschr. **34**, 422—426 (1956).
168. THEWS, G.: Die theoretischen Grundlagen der Sauerstoffaufnahme in der Lunge. Erg. Physiol. **53**, 42 (1963).
169. THEWS, G.: Ein Mikroanalyse-Verfahren zur Bestimmung der Sauerstoffdrucke in kleinen Blutproben. Pflügers Arch. ges. Physiol. **276**, 89 (1962).

170. THEWS, G.: Neuere Methoden der Blutgasanalyse in der Lungenfunktions-diagnostik. Ärztebl. Rhld.-Pfalz **18**, 511 (1965).
171. THEWS, G.: Physiologie und Pathophysiologie der cerebralen Sauerstoff-versorgung. Ärztebl. Rhld.-Pfalz **20**, 67 (1967).
172. THOMSEN, W.: Über eine Abänderung der künstlichen Beatmung nach Howard. Münch. med. Wschr. **81**, 948f. (1934).
173. THOMSEN, W.: Aktuelle Probleme der künstlichen Beatmung. Ärztl. Praxis **12**, 161—164 (1960).
174. THOMSEN, W.: Historische Entwicklung der Wiederbelebungsmethoden innerhalb der DLRG. Tagungshandbuch der Landesverbandsärztetagung der DLRG, Frankfurt/M., S. 5—11 (1962).
175. ULMER, W. T., W. EY u. a.: Untersuchungen über die Wirksamkeit manueller Beatmungsmethoden. Dtsch. med. Wschr. **85**, 58—62 (1960).
176. ULMER, W. T., W. EY u. a.: Untersuchungen über die Wirksamkeit der Mund-zu-Mund-Beatmung. Dtsch. med. Wschr. **85**, 63—67 (1960).
177. ULMER, W. T., H. P. HARRFELDT u. a.: Die Durchführung der verschiedenen Mund-zu-Mund-Beatmungsmethoden. Dtsch. med. Wschr. **85**, 67—70 (1960).
178. ULMER, W. T., H. P. HARRFELDT u. a.: Erfahrungen und Versuchsergebnisse mit der Atemspende in atypischer Lage. Dtsch. med. Wschr. **86**, 2369 bis 2370 (1961).
179. UNGEUER, E., u. H. CONTZEN: Erste Hilfe am Unfallort durch den Arzt. Zschr. ärztl. Fortbild. **51**, 948—954 (1962).
180. VOSSSCHULTE, K.: Anwendung und Leistungsfähigkeit der Wiederbelebungs-methoden. Langenbeck's Arch. klin. Chir. **308**, 242—252 (1964).
181. WATERS, R. M.: Simple methods for performing artificial respiration. J. Amer. Med. Ass. **123**, 559—561 (1943).
182. WATER, R. M., and J. H. BENNETT: Artificial respiration – comparison of manual maneuvers. Anesth. Analg. Curr. Res. **15**, 151—154 (1936).
183. WECHSELBERGER, F.: Der Unfall-Erstickungstod und seine Verhütung. Westfäl. Ärztebl. **17**, 620—629 (1963).
184. WEERDEN, G. J. VAN: Die direkte Mund-Beatmung vom Standpunkt der Ventilation aus betrachtet. Anaesthesist **10**, 85—89 (1961).
185. WELSCH, G., G. GRÜNEWALD u. a.: Beatmungsvolumen und Atemtechnik bei der Atemspende mit einem einfachen Beatmungstubus. Dtsch. Gesd.wes. **17**, 887—894 (1962).
186. WHITTENBERGER, J. L.: Artificial respiration. Physiol. Rev. **35**, 511—625 (1955).
187. WHITTENBERGER, J. L.: Artificial respiration – theory and applications. New York (1962).
188. WHITTENBERGER, J. L., J. E. AFFELDT et al.: Mechanics of breathing in relation to manual methods of artificial respiration. J. Appl. Physiol. **4**, 476—485 (1951).